ENDOMETRIOSIS

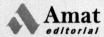

Amat Editorial, sello editorial especializado en la publicación de temas que ayudan a que tu vida sea cada día mejor. Con más de 400 títulos en catálogo, ofrece respuestas y soluciones en las temáticas:

- Educación y familia.
- Alimentación y nutrición.
- Salud y bienestar.
- Desarrollo y superación personal.
- Amor y pareja.
- Deporte, fitness y tiempo libre.
- Mente, cuerpo y espíritu.

E-books:
Todos los títulos disponibles en formato digital están en todas las plataformas del mundo de distribución de e-books.

Manténgase informado:
Únase al grupo de personas interesadas en recibir, de forma totalmente gratuita, información periódica, newsletters de nuestras publicaciones y novedades a través del QR:

Dónde seguirnos:

 @amateditorial

   | Amat Editorial

Nuestro servicio de atención al cliente:
Teléfono: **+34 934 109 793**
E-mail: **info@profiteditorial.com**

Dr. TAMER SECKIN

ENDOMETRIOSIS

Qué tratamientos aplicar, cuáles evitar
y cómo lidiar con sus efectos psicológicos

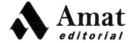

Amat
editorial

© Tamer Seckin, 2021
© Profit Editorial I., S.L., 2021
    Amat Editorial es un sello de Profit Editorial I., S.L.
    Travessera de Gràcia, 18-20, 6º 2ª. 08021 Barcelona

Diseño de cubierta: Jordi Xicart
Maquetación: Fotocomposición gama, sl
Traducción: Núria Duran

ISBN: 978-84-9735-760-9
Depósito legal: B 1172-2022
Primera edición: Febrero de 2022

Impresión: Gráficas Rey
Impreso en España – *Printed in Spain*

❖ ÍNDICE ❖

❖ PRÓLOGO ❖

He trabajado como modelo en Nueva York durante cuatro años, desde los veintidós. Nací en el seno de una familia de varias generaciones de actores, tanto de la pequeña como de la gran pantalla, así que podría decirse que me siento especialmente cómoda ante una cámara. Formo parte del mundo de las redes sociales, básicamente por exigencias de mi trabajo. Instagram se ha convertido en el segundo *book* para muchas modelos, y tener que estar siempre «ahí presente» forma parte del oficio.

Un día, durante la pasada primavera, mientras estaba tumbada en la cama, exhausta, hinchada, con dolores menstruales y completamente sola, mataba el tiempo viendo mi *feed* de Instagram, el cual estaba repleto de fotos de otras modelos. Aunque seguir a este tipo de personas forma parte de mi trabajo, me di cuenta de que observar a esas mujeres bellas y delgadas no era lo más adecuado para mi salud mental de entonces. Me estaba cansando de esa perfección que los usuarios de Instagram eligen mostrar. Estaba harta de esas vidas falsas, vacías, estéticamente perfectas y agradables que tenía que mirar a diario, y especialmente en esos días en los que el dolor se cebaba conmigo. Aunque mis propios *posts* mostraban de vez en cuando un estilo de vida parecido, esa no era en absoluto mi realidad. La mayor parte del tiempo estaba en mi casa, vestida con ropa cómoda y cocinando con mi marido, quedando con mi familia y los amigos de toda la vida, asistiendo a mis clases de la universidad... y medicándome con hidrocodona cada cuatro horas para aliviar mi malestar, con una esterilla térmica en la barriga y la espalda, y sumida en una espiral infinita de depresión.

Este es mi verdadero yo, y esto es la endometriosis.

Decidí que no podía seguir viviendo una mentira. No podía permitir que las chicas jóvenes me mirasen de la misma forma en que yo miraba esos perfiles «perfectos» de las modelos. Aunque consideré la posibilidad de cerrar definitivamente mi cuenta de Instagram, en lugar de eso preferí utilizar mi voz y mi verdad para enviar un mensaje real a las chicas de ahí fuera. Iba a ser sincera, abierta y fiel con mi lucha para que otras chicas no se sintiesen solas.

Así que me levanté como pude de la cama y me arrastré hasta el cuarto de baño, con mi *smartphone* en la mano. Llevaba un pantalón de cuadros y un sujetador de deporte. Me puse de lado, le hice una foto a mi barriga hinchada y la publiqué.

«No estoy anunciando un embarazo», escribí en el pie de foto.

«Esto es lo que nosotras, en la comunidad "endo", llamamos "barriga endo"». Expresé abiertamente mi opinión sobre los ideales engañosos que transmite la industria de la moda y animé a mis seguidoras a que, por favor, se sintieran con la confianza de enviarme un mensaje si padecían endometriosis. Prometí ser todo oídos.

En cuestión de minutos, más de cien mensajes inundaron mi bandeja de entrada.

Muchas chicas decían que estaban sufriendo, desesperadas por recibir cualquier ayuda o consejo. Muchas estaban a punto de someterse a su segunda, o undécima, operación de escisión laparoscópica. Otras eran estudiantes de secundaria ante su primera menstruación. Y otras tantas ya eran madres. Esta enfermedad supera todos los límites, independientemente de la edad, peso, nivel económico, idioma y país. Recibí mensajes de todas partes del mundo: París, Milán... Por muy lejos que estuviéramos, y por muy diferentes que fuéramos, teníamos esa conexión y era como si nos conociéramos, nos entendiéramos y un sentimiento de afecto mutuo nos invadiera por completo y de inmediato. Conocíamos perfectamente el dolor por el que pasaban las demás. Teníamos un vínculo que ninguna otra mujer podría entender, a menos que también tuviera endometriosis.

Independientemente de nuestras diferencias culturales y de la fase de la enfermedad, me sentía más unida a estas mujeres, más o menos jóvenes, que a muchas otras personas que conocía, porque estas mujeres sabían de primera mano cuál era mi dolor y mi lucha.

Aunque mi lucha contra la endometriosis no es de las peores, he llegado a tocar fondo y a estar sumida en la desesperación por esta enfermedad, al igual que todas las mujeres que comparten sus historias en este libro.

No tuve ningún síntoma relacionado con la endometriosis hasta aproximadamente los veinte años, y mi vida se trastornó por completo. Siempre he sido una chica divertida, feliz, de espíritu libre, con mucha energía y sin motivos para lamentaciones. Sin embargo, rápidamente me convertí en mi propia antítesis. De repente, tuve que gastar una fortuna en médicos, especialistas, naturópatas, vitaminas y acupuntura. Mi energía se hundía por momentos, hasta el punto de que las tareas más simples me resultaban muy difíciles de asumir. Anulé planes con mis amigos, eventos con mi familia y citas con mi marido. Y esto pronto se convirtió en mi nueva normalidad. Los médicos, al no encontrar respuestas, simplemente me recetaron anticonceptivos. Sentía que mi vida social se venía abajo y que me había convertido en una carga para todos los que me rodeaban, lo que derivó en depresión y un trastorno disfórico premenstrual. A esto hay que añadir un diagnóstico previo de síndrome de ovario poliquístico, junto con la toma diaria de metformina para regular mis niveles de insulina.

¿Qué era lo peor de todo esto?

Que me estaba perdiendo a mí misma.

Sentía que mi anterior cuerpo había desaparecido y que al nuevo lo había poseído un demonio.

Tuve suerte al recibir un diagnóstico precoz.

Conocí al doctor Seckin gracias a mi cuñada, la cual ya padecía endometriosis entonces. Desde la primera visita con él, me sentí escuchada.

Después de tres visitas más con el doctor, me programaron una cirugía porque mis episodios de dolor aumentaban rápidamente.

A pesar de que mi endometriosis no aparecía en ninguna de las pruebas diagnósticas, sí lo hizo durante la cirugía, y estaba por todas partes. El doctor Seckin extirpó múltiples partes afectadas y mi diagnóstico fue endometriosis de fase II.

Lo que la mayoría de la gente no entiende es que se trata de una enfermedad crónica.

Nunca te abandona y por eso todavía sigo teniendo días difíciles y oscuros. Sin embargo, desde la operación llevo una vida mucho más positiva en general, viviendo mi día a día.

Después del éxito de su primer libro, *The Doctor Will See You Now: Recognizing and Treating Endometriosis*, el doctor Seckin publicó un segundo libro aún más concluyente y fidedigno. No es solo por la forma sencilla y directa en la que explica todos los pormenores de esta enfermedad, sino por el aplastante realismo de las historias verídicas de otras supervivientes de endometriosis. Al compartir sin ambages sus experiencias, estas mujeres fuertes ofrecen toda su información personal para ayudarte en tu situación.

Son mis heroínas y creo que pronto también serán las tuyas.

Desde ese día de primavera en que publiqué la foto, me dije a mí misma que no importaba dónde me llevase mi carrera o dónde terminase en la vida, ya que siempre, siempre, sería todo oídos o tendería mi mano a cualquier otra mujer con endometriosis. Participar en este libro forma parte de esta determinación.

No dudes en contactar conmigo por Instagram y poner en práctica los conocimientos y consejos de este libro para que puedas mejorar, sin importar lo difícil que sea o el tiempo que tardes en conseguirlo. Después, únete a mí y al resto del ejército de mujeres de todo el mundo contando tu historia y ayudando a que nos recuperemos: las mujeres debemos unirnos y apoyarnos las unas a las otras. Padecer endometriosis implica formar parte de una hermandad para siempre, y juntas encontraremos la cura.

Con cariño,

ALAIA BALDWIN ARONOW

Conozco el dolor continuo que provoca la endometriosis en cada fase de la vida. Te obliga a ausentarte de tus estudios o de tu trabajo, a dejar de hacer deporte o de bailar, a renunciar a iniciar o mantener relaciones...

Podrás llegar a pensar que estás «loca», y es posible que tu familia, amigos e incluso los médicos se pongan en tu contra, lo que te generará sentimientos de ansiedad, depresión y aislamiento.

Básicamente, la enfermedad tortura tu cuerpo, tu mente y tu alma hasta hacerte perder cualquier esperanza.

La endometriosis suele manifestarse a partir de los últimos años de la escuela primaria, durante la educación secundaria o en los últimos años de instituto, y a menudo durante el primer periodo menstrual, si no antes.

Es frecuente sentir un dolor punzante en la zona pélvica, que se extiende a otras partes del cuerpo, así como sufrir un flujo menstrual abundante.

Debido a que la endometriosis no es una enfermedad tan conocida como el cáncer o la diabetes, y que aún no forma parte del plan de estudios en las facultades de Medicina, el promedio que se tarda en diagnosticar dicha enfermedad es de unos doce años.

Esto significa que la mayoría de las adolescentes que la padecen la sufrirán sin saberlo hasta bien entrados los veinte o tras haber cumplido los treinta años de edad. En demasiadas ocasiones, o no son diagnosticadas, o se las diagnostica erróneamente, diciéndoles que el dolor es producto de su imaginación y que forma parte del proceso de convertirse en mujer, o que lo produce alguna otra enfermedad.

Se calcula que la «endo», como se la denomina en ciertos ámbitos (sobre todo en la medicina anglosajona), afecta a unos 176 millones de mujeres en edad fértil de todo el mundo, incluida una de cada diez en Estados Unidos.[1] Eso significa, estadísticamente, que de trescientas chicas de una escuela, treinta de ellas la padecerán. No obstante, probablemente ni uno solo de esos casos saldrá a la luz porque a muchas de ellas les resulta difícil hablar de sus periodos, especialmente si son dolorosos. Y si alguna está dispuesta a hablar claro al respecto, ¿quién la escucharía y la tomaría en serio?

Por esta razón, se tilda a la endometriosis de epidemia silenciosa. Las chicas llevan sufriendo en silencio no solo décadas, sino siglos; existen escritos médicos antiguos de más de cuatro mil años de antigüedad que documentan esta enfermedad. Sin embargo, todavía perduran los estigmas y tabúes asociados a la menstruación que deberíamos desterrar. Juntos, debemos seguir educando a las personas y a los profesionales de la medicina para poner fin al silencio que envuelve este dolor.

Durante los últimos cuarenta años, mi misión ha sido concienciar sobre esta enfermedad y, en última instancia, tratarla. He operado con éxito a más de tres mil pacientes mediante el método, sin parangón, de escisión profunda laparoscópica, que actualmente es lo más parecido a una cura. Esto podría ser justo lo que necesitas. Pero, como leerás, la cirugía no siempre es la mejor primera opción en los casos de las pacientes más jóvenes. A través de un control adecuado (nutrición, ejercicio, determinados fármacos y otros métodos), es posible combatir los efectos de la endo desde el principio y limitar el incumplimiento de tus obligaciones académicas, laborales y sociales sin poner en peligro tu capacidad futura de tener hijos.

A lo largo de este libro, leerás las historias de varias de las mujeres jóvenes más valientes que he tenido el placer de conocer, muchas de ellas en plena adolescencia o con poco más de veinte años, junto con algunas de las personas más cercanas a ellas que han sido testigos de su lucha. Todas y cada una de ellas cuentan abiertamente su lucha contra la

---

1. En muchos países de habla hispana la incidencia es parecida: se calcula que afecta al 10-15% de la población femenina. (N. del E.)

endometriosis, de manera que no te quedará duda alguna de que las preocupaciones sobre tu cuerpo y el dolor que sientes son reales, que no estás sola y que tú también puedes vencer a la bestia.

Entre testimonio y testimonio te explicaré qué es la endometriosis, los remedios que puedes probar y los que debes evitar, y cómo controlar los efectos psicológicos y sociales de la enfermedad. Uno de los aspectos más difíciles de padecer endometriosis es sentir que nadie cree que tu dolor sea auténtico o tan grave como dices. Este libro te aportará la verdad y los conocimientos sobre esta enfermedad para que superes tus miedos y te defiendas con confianza.

Si tu médico, padres, hermanos, profesores, entrenadores, enfermera de la escuela, jefe, amigos o parejas no han tenido suficientemente en cuenta tu grito de ayuda, podrás educarlos para que te crean y puedan apoyarte de pleno en tu búsqueda de una curación.

En 2018, mi fundación, la Endometriosis Foundation of America, entregó un premio a Halsey, la cantante y compositora nominada a los Premios Grammy, quien valerosamente hizo público en Twitter su lucha contra la enfermedad: «Cuando los médicos me decían que me estaba comportando como una chiquilla con los dolores menstruales que sufría... descubrir que tenía endometriosis fue un momento agridulce para mí porque significaba que no estaba "loca" y que ¡no era una chiquilla! Estaba en todo mi derecho a sentir que el mundo se derrumbaba». Al igual que Halsey, todas las demás mujeres con endo tenéis ese mismo derecho, así como el de estar bien, no sentir dolor y vivir como deseéis. Estoy aquí para daros esperanza. Lo más importante es la voz de una mujer joven informada que se sincera sobre su dolor. Con el apoyo de familiares, amigos comprensivos y médicos concienciados que te escuchen y te crean, puedes detectar y tratar esta enfermedad desde su fase inicial. Creo que tu búsqueda de una vida nueva y feliz puede empezar ahora.

I
ENDOMETRIOSIS

*Para combatir los efectos de la endometriosis,
primero hay que entender qué es. Debes ser capaz
de identificar sus síntomas, conocer el daño que
puede hacerle a tu cuerpo y tener en cuenta
que, con frecuencia, los médicos carecen
de conocimientos básicos al respecto.
Más de la mitad de la batalla es la educación.
Una vez que conozcas esta enfermedad,
puedes iniciar tu camino hacia la curación.*

1

¿QUÉ ES LA ENDOMETRIOSIS?

Existen dos aspectos fundamentales sobre la endometriosis que me gustaría que entendieras antes de explicarte la enfermedad detalladamente.

El primero es que ninguna mujer en todo el mundo es inmune a ella. Que tengas muchos dolores u otros síntomas de la enfermedad no significa necesariamente que la padezcas, aunque sí sea muy probable. Jamás descartes la posibilidad basándote en tu historial impecable de salud, en tu raza, nacionalidad o «buena genética», o porque alguien afirme que eres demasiado joven o que el dolor es producto de tu imaginación.

Como les sucede a muchas de las mujeres jóvenes sobre las que leerás, Dilara empezó a tener síntomas a los doce años. Ocho años después, a los veinte, todavía no había sido diagnosticada de endo. «Llegó un momento en el que cada día sentía que me moría», cuenta Dilara. «Un día, fui a urgencias porque estaba vomitando y me derivaron a la UCI porque estaba a punto de entrar en *shock* a causa de la gran la pérdida de líquidos. Estuve diez horas allí. Me sacaron sangre, me hicieron una ecografía, me realizaron todo tipo de pruebas y aun así no pudieron averiguar qué me sucedía. Cuando uno de los médicos mencionó la posibilidad de endometriosis, concluyeron que era demasiado joven para eso y que quizá se trataría de algunos quistes. Así que me enviaron a casa».

Como ya sabrás por experiencia personal, y como verás en las páginas que siguen, este tipo de conclusiones ridículas por parte de los médicos son bastante habituales.

El segundo aspecto sobre la endo que deberías entender es que al tratarse de una enfermedad crónica, no tiene curación. Lo cual significa que independientemente del tratamiento al que te sometas para intentar tratarla, ya sea algo tan complejo como la extirpación mediante cirugía laparoscópica de escisión profunda o mediante algo tan fundamental como modificar la dieta, siempre podría volver a aparecer algún día. Pero no hay que desanimarse. Cualquiera de estos tratamientos te permitirá recuperar tu vida de manera efectiva y controlar la enfermedad, en lugar de que la enfermedad te controle a ti. El esfuerzo por descubrir una cura está en marcha —y yo personalmente formo parte de esta misión—, pero se necesitan muchos más años de investigación para encontrarla.

Ahora, centrémonos en la endo y en cómo puede afectar a tu cuerpo. Una vez que entiendas lo que hay detrás de la enfermedad, sabrás más sobre ella de lo que saben la mayoría de los adultos, incluidos los médicos que se han formado durante años en una facultad de Medicina. No estoy bromeando.

Todos estos nuevos conocimientos te empoderarán y con ese empoderamiento alcanzarás la confianza que necesitas para ser escuchada y atendida adecuadamente.

El útero, también llamado matriz, es un órgano de paredes gruesas situado en el centro de la región pélvica, donde se desarrolla el feto hasta que está listo para nacer. ¿Por qué voy a definir algo que quizá pienses que todas las mujeres ya saben? Porque no todas lo saben.

No todas las niñas han recibido educación sobre su cuerpo en casa o en la escuela, lo cual constituye un gran obstáculo cuando intentamos concienciar sobre esta enfermedad. Además, puede haber padres que lean esto y a los que, aunque no lo admitan, no les vendría nada mal una lección sobre anatomía femenina.

¿QUÉ ES LA ENDOMETRIOSIS?

Esta patología se produce cuando un tejido similar al endometrio está presente fuera de la cavidad uterina. La cavidad uterina es el espacio interior del útero que abarca desde las dos trompas de Falopio, en la parte superior, hasta el canal cervical, en la parte inferior.

En la parte superior de cada lado de la cavidad uterina hay una trompa de Falopio y cada una de las dos trompas está conectada a un ovario.

Los ovarios liberan óvulos cada mes, en un proceso conocido como ovulación, y estos viajan a través de las trompas de Falopio y llegan al útero durante el ciclo menstrual de la mujer (del que hablaré en detalle en el capítulo 2). En el fondo del útero se encuentra el canal cervical, un conducto estrecho que conecta el útero con la vagina. La vagina conecta con el exterior del cuerpo y permite a la mujer tener relaciones sexuales, dar a luz y menstruar. La menstruación es un proceso mensual, de carácter natural, por el que el cuerpo descarga sangre y otros materiales del revestimiento del útero. Al afirmar que la endometriosis implica la aparición de un tejido similar al endometrio *fuera* de la cavidad uterina, me refiero a que el endometrio es, en sentido estricto, el revestimiento *interior* del útero que crece cada mes con objeto de que este órgano esté preparado para la implantación de un óvulo fecundado. Lo que hace que ese tejido del exterior sea «parecido al endometrio» en lugar de considerarse el endometrio en sí es precisamente eso: se encuentra fuera de la cavidad uterina en lugar de dentro, donde debería estar. Por lo tanto, el tejido que recubre las paredes del útero dentro de la cavidad es el endometrio.

Si ese tejido sale por error de la cavidad, podemos hablar de endometriosis.

¿QUÉ CAUSA LA ENDOMETRIOSIS?

Gracias a estudios recientes, sabemos que puede estar presente desde el nacimiento. Algunos expertos creen que todas las mujeres nacen con ella, pero que solo se activa en algunos casos y en su primer periodo menstrual. Otros, como yo, creen que la endo es genética. Si tu madre la tuvo, tus posibilidades de tenerla aumentan. Si tú y tu madre la tenéis, las posibilidades de que tu hija la padezca se incrementan aún más. También soy de los que sostienen la teoría ampliamente aceptada de que la endo está causada por menstruación retrógrada; en otras palabras, esto ocurre cuando la sangre menstrual de la mujer regresa a la cavidad pélvica durante el periodo, en lugar de salir completamente del cuerpo, como debería.

Si los óvulos no han sido fecundados por un espermatozoide —lo que significa que no hay embarazo—, catorce días después de que el cuerpo de una mujer ovule (cuando los ovarios descargan óvulos a través de las trompas de Falopio hacia el útero) la chica tendrá su periodo menstrual. Durante el periodo, el endometrio se desprende de forma natural. Si la sangre menstrual sale correctamente de su cuerpo, el flujo arrastrará al endometrio a través del cuello uterino (la abertura en la parte inferior del útero que conecta con la vagina). Sin embargo, si el flujo menstrual no sale como debiera, puede volver a filtrarse en el cuerpo. Esa sangre con el tejido del endometrio inicia un proceso inflamatorio, creando nuevos implantes en zonas externas al útero. Y es entonces cuando empiezan los problemas. El sistema inmunitario del cuerpo, al percibir que el tejido no está donde debe estar, intentará eliminarlo. Ese combate entre el sistema inmunitario y el tejido mal colocado dará lugar a una inflamación y a un tejido cicatricial.

Como las hormonas femeninas (estrógeno y progesterona) fluctúan de forma natural durante su ciclo menstrual, el tejido inflamado responderá a tales fluctuaciones creciendo. En otras palabras, el estrógeno y la progesterona le sirven de alimento. Si, por el contrario, ese tejido estuviera en el interior del útero, donde debería estar, esta acción hormonal sería perfectamente correcta. Pero como el tejido está en el exterior, crece en zonas donde no debería hacerlo. Y como no existe una forma natural de que salga del cuerpo, continúa aumentando de tamaño mientras se alimenta. En esto consiste la endometriosis: periodos menstruales que están literalmente atascados dentro del cuerpo de quien la padece, como un parásito.

La endometriosis puede llevar a la aparición de tejido por todas partes, extendiéndose y aferrándose al apéndice, el recto, los ovarios, los intestinos, los nervios de las piernas, el exterior del útero y, en algunos casos más raros, al diafragma, los pulmones, los riñones o el cerebro. Esto puede provocar adherencias, cicatrices, hemorragias internas, disfunción intestinal o urinaria, estreñimiento, relaciones sexuales dolorosas e infertilidad. El malestar físico general puede llegar a ser insoportable y suele provocar daño psicológico profundo.

Cuando se soporta tanto trauma físico y mental, es posible que se ponga a prueba la salud mental. Puedes perder la capacidad de seguir los estudios o tu ritmo de trabajo, o afecta a las relaciones con amigos, la familia o la pareja. La enfermedad, cuando sobreviene, se convierte en tu identidad y gobierna negativamente cada fase de tu ser; este es el grado de control que tiene sobre ti.

Puedes ver por qué es tan importante su detección y tratamiento tempranos, y por qué es tan importante que la palabra *endometriosis* se haga tan conocida como lo son *cáncer* o *diabetes*. Es impactante que una de cada diez mujeres de este país tenga endo y, sin embargo, las personas que deberían ayudarlas te digan que el dolor y los síntomas forman parte de la normalidad. Es posible que la sociedad te haya enseñado que hablar abiertamente sobre tu menstruación es tabú. Puede que te hayan tachado de querer llamar la atención de forma exagerada. Estas actitudes te obligan a intentar ocultar tu angustia y vivir una vida normal en circunstancias anormales, lo cual es imposible.

Créeme cuando te digo que esta enfermedad es tan real e intensa como el dolor que estás sintiendo y, aunque puede que ahora estés escuchando la palabra *endometriosis* por primera vez, no estás ni mucho menos sola.

Me llamo Lexie

«Creían que me lo inventaba todo».

Mi primera menstruación me vino a los once años. Lo recuerdo muy bien porque los calambres eran increíblemente dolorosos y empeoraban cada mes. Cuando fui a consultar a mi pediatra, me dijo que no era nada inusual para una niña de mi edad. Me recetó unos analgésicos y me mandó a casa. Cuando los medicamentos dejaron de hacerme efecto, mi madre me llevó a otro médico, el cual me diagnosticó reflujo ácido. Cambié mi alimentación para intentar calmar el dolor y al principio mejoró un poco, pero no resolvió el problema. El dolor fue aumentando gradualmente durante los cuatro o cinco años siguientes y llegó a su punto más álgido una noche en la que acudí a una fiesta del instituto.

Tenía quince o dieciséis años y la fiesta era en casa de un amigo. No había adultos, pero sí mucho alcohol. Solo había tomado un par de copas cuando, de repente, un dolor agudo me atravesó el estómago. Grité, me tiré al suelo y al instante me puse en posición fetal. No estaba borracha, no tenía náuseas. Era más bien como si me hubieran clavado un cuchillo. Por suerte, el estudiante extranjero de intercambio que mi familia había acogido, junto con un par de sus amigos, estaban cerca y vinieron a recogerme, literalmente, del suelo. Tuvieron que llevarme al coche y a mi habitación cuando llegamos a casa. Estuve llorando toda la noche y el dolor no remitió hasta la mañana siguiente.

Cuando visité al médico al día siguiente, me dijo: «Bien, definitivamente esto no es reflujo ácido, pero, si te digo la verdad, no sé lo que es». Unos años más tarde descubrí que mi madre padecía esa enfermedad y conocía los síntomas. Pero todos los médicos dijeron que no era posible en mi caso porque yo era demasiado joven. Mi madre nunca sacó el tema en mi presencia porque, debo reconocerlo, soy hipocondríaca. Independientemente de lo que ella hubiera sugerido que tenía, yo habría afirmado que también lo padecía. Paradójicamente, eso me hubiera servido en este caso, ya que habría insistido en que tenía endo; pero yo ya había pedido ayuda muchas veces en el pasado y, en todo caso, la voz de los médicos probablemente habría superado a la mía.

Con el tiempo, el dolor se intensificó y se convirtió en mi día a día. Cuando conseguía ir al colegio, se me hacía realmente difícil terminar la jornada. Me convertí en una asidua a urgencias, donde algunos miembros del personal ya me conocían por mi nombre. Una vez me dijeron que el dolor que sentía probablemente era por causa de una apendicitis. Pero no lo era. En otra ocasión, dijeron que estaba estreñida. Pero no lo estaba. Estaban tan confusos que llegaron a preguntarle a mis padres: «¿Recibe Lexie suficiente atención en casa?».

Creían que me lo inventaba todo. Y aunque era una actriz bastante buena para mi edad, conseguir eso habría sido todo un mérito. Cuando mi padre se burló de esa pregunta, los médicos me atiborraron a morfina y sedantes; no sabían qué más hacer. Era otro parche para un problema evidentemente grave y que nadie podía resolver.

Un año más tarde, con diecisiete años, sufrí otro ataque importante.

De nuevo, me encontraba fuera de casa, esta vez en la de mi novio de entonces. ¿Recuerdas el dolor que había sentido en aquella fiesta, como si me hubieran clavado un cuchillo? Esta vez fue peor. Sentía como si el cuchillo tuviera un filo dentado y se retorciera. Los padres de mi novio me llevaron en coche con mis padres, quienes luego me acercaron al hospital. Cuando llegamos allí, las enfermeras me administraron lo que, según ellas, debería haber sido suficiente morfina para calmarme e incluso tumbarme, pero no fue así. Seguía despierta y gritando mientras todo el hospital me oía.

La doctora me hizo una ecografía mientras mi madre, de nuevo en privado, le explicó que creía que podía padecer endometriosis. Fue la primera doctora desde que todo esto empezó, cuando yo tenía once años, que estuvo de acuerdo con mi madre. La ecografía reveló tres quistes rotos y otro en crecimiento en uno de mis ovarios. Me derivaron a otro hospital, donde me realizaron más pruebas y finalmente programaron una cirugía. En cuanto me abrieron, encontraron tejido endometrial por todas partes. La operación duró ocho horas y la mayor parte de ese tiempo se dedicaron a extraer parte de uno de mis intestinos, que estaba afectado por la endo.

Cuando cumplí dieciocho años, sin ningún ataque importante desde la operación y sintiéndome mejor de lo que me había sentido en mucho tiempo, me trasladé de la Costa Este a la Costa Oeste de Estados Unidos para intentar empezar una carrera de actriz y cantante, el sueño de mi vida. Conseguí una audición para la telenovela *The Young and the Restless*, que se llevaba emitiendo mucho tiempo en horario diurno, y me contrataron para el papel de Mattie Ashby. Estaba nerviosa porque sabía que la endo podría afectar a mi trabajo, pero los productores, el reparto y el equipo me apoyaron incondicionalmente cuando se lo conté. Cada vez que empieza una crisis de endo, lo que me sigue ocurriendo de vez en cuando, dado que es una enfermedad crónica, me tratan como a una reina. Me traen una silla, una compresa caliente y mi medicación, y dejan de rodar las escenas en las que participo hasta que me vuelvo a encontrar bien. Evidentemente, sería mejor para todos que esto no sucediera, pero cuando ocurre me cubren las espaldas. Es el tipo de apoyo que toda chica con endo necesita, pero que no siempre tiene la suerte de recibir.

Mi menstruación aún no es la mejor del mundo, pero no es nada que no pueda manejar. He aprendido, mediante ensayo y error, que el gluten y los lácteos me provocan inflamación, así que los evito y tengo especial cuidado con lo que como cuando sé que voy a ir a una audición. También procuro programar las pruebas teniendo en cuenta mis periodos, para estar segura.

A medida que sigas leyendo, aprenderás mucho sobre esta enfermedad y recibirás buenos consejos de algunas jóvenes mujeres que son increíbles. Creo que el mejor consejo que puedo ofrecer, con el que sé que todas estas mujeres y el doctor Seckin estarán de acuerdo, es que jamás puedes aceptar una respuesta de nadie si sientes que no es la adecuada para ti. Muchas pacientes de endo reciben un diagnóstico erróneo o se les ofrecen soluciones temporales por parte de los médicos, como me ocurrió a mí. Los médicos, o incluso sus propios familiares y amigos, las acusan de exagerar su dolor. Como resultado, sufren innecesariamente durante años.

No tiene por qué ser así. No debería ser así en tu caso.

Aprende de las que hemos pasado por esto. Tú conoces tu cuerpo mejor que nadie. Confía en lo que sientes y lucha por ti hasta que recibas el tratamiento que mereces. Y que sepas que yo y los millones de personas que padecemos endo estamos contigo en cada paso del camino.

2

LAS REGLAS DOLOROSAS
NO SON NORMALES

Hablaré de los numerosos síntomas de la endometriosis en el próximo capítulo, ya que los periodos dolorosos bien merecen un capítulo propio. El dolor suele acompañar a la primera menstruación y probablemente será de lo más agonizante que habrás experimentado en tu joven vida. Yo lo llamo el primer síntoma cardinal de la endo.

Hablar de manera abierta sobre la menstruación suele ser tabú en Estados Unidos y muchos otros países. Las escuelas estadounidenses no educan lo suficiente a los estudiantes sobre el ciclo menstrual de la mujer. Las niñas aprenden la mayoría de los conceptos básicos de cómo «lidiar» con la menstruación de una madre o hermana o una amiga, y los chicos rara vez participan en estos asuntos. Esta falta de educación puede hacer que te intimide mantener una conversación seria sobre tu periodo con alguien. Como resultado, posiblemente intentes ocultar los síntomas de este hecho natural —síntomas que, si son anormales, podrían ser señales tempranas de que tienes endo—. Tu silencio, absolutamente comprensible dado los prejuicios que rodean a la menstruación, alimenta esta epidemia, que es una de las razones por las que se tarda una media de casi doce años en diagnosticar la enfermedad.

Se debe formar a los chicos sobre la menstruación de las chicas no solo para que entiendan la anatomía y la biología femenina, sino también por respeto a lo que ellas viven cada mes. Si no se dota a los chicos de ese conocimiento, pocas posibilidades tendrán de conocer la endo, lo que significa que nunca formarán parte de la solución.

Antes de llegar a la pubertad, a las chicas se les debe enseñar cuándo pueden esperar tener su primer periodo, qué cambios experimentará su cuerpo cuando lo haga y cómo gestionarlo física y emocionalmente llegado el momento. Que tu primera menstruación suceda cuando no sabes lo que te está pasando, o en la escuela durante una clase en lugar de en casa, puede ser traumatizante. No deberías tener que enterarte así de lo que te ocurre. Tu madre, tu hermana, tu tutor, tu pediatra, tu ginecólogo, la enfermera del colegio o incluso los hombres de tu vida —ya sea tu padre o tu médico— deberían animarte a hacer preguntas y deberías obtener las respuestas que necesitas sin avergonzarte. Tengo dos hijas y, dado que se trata de mi trabajo, me resultó muy fácil hablar del tema con ellas cuando eran pequeñas. Pero, desde luego, entiendo que no es tan fácil de abordar para todos los hombres. Recomiendo que sea una mujer adulta que signifique mucho para ti, alguien en quien confíes, la que hable de esto contigo. No porque un hombre no pueda o no deba, sino porque, como ocurre en casi todas las situaciones, la mejor educación y empatía vendrá de quienes tienen más conocimiento y experiencia personal. Y casi todas las mujeres saben lo que es la menstruación. Quienquiera que sea, la persona adulta que te explique esto debe ser proactiva y no esperar a que tú acudas a ella. Debe observar y anotar tu comportamiento, tu actitud y tus cambios fisiológicos. Debe prestar atención a cómo te va en la escuela, a las actividades extracurriculares y cómo son tus relaciones con tus amigos. ¿Ha habido algún cambio negativo sin ninguna explicación evidente? Si es así, esa persona debe acercarse a ti con ternura y cariño, ya que tu periodo es presumiblemente el cambio físico y hormonal más importante que has experimentado hasta ahora.

¿Por qué te cuento todo esto? Para que, si no has recibido ninguna ayuda de los adultos que te rodean, puedas compartir mis palabras con ellos. También espero que cuando seas mayor y si tienes niñas pequeñas en tu vida —una hija, una sobrina, una amiga de tu hija que necesite ayuda— recuerdes esto y abordes el tema por ellas.

La primera menstruación suele producirse entre los ocho y los catorce años. La edad media en países como Estados Unidos o España es de doce años. Si has tenido tu primera regla antes de los ocho años o no la has tenido a los catorce, debes consultar a tu pediatra o a un ginecólogo. Tu periodo seguirá a los signos generales de la pubertad, como el aumento de estatura, el crecimiento del vello púbico o el de las axilas. También podrías sentir un ligero dolor abdominal o pequeños calambres en los meses anteriores. Estos cambios de tu cuerpo se deben al potente efecto de la hormona femenina estrógeno (esta misma hormona también es responsable de alimentar el proceso inflamatorio asociado a la endometriosis). Finalmente, la sangre saldrá de la vagina. Esa es la señal de que ha comenzado la menstruación.

Un ciclo menstrual normal dura veintiocho días, aunque se considera normal si desde el primer día de la menstruación hasta el comienzo de la siguiente hay un intervalo de entre veinticuatro y treinta y ocho días. Algunas mujeres saben el día y la hora en que comenzará su periodo cada mes. Si la tuya difiere cada mes, no pasa nada, siempre que esté dentro de ese intervalo.

El ciclo menstrual es el proceso mensual por el que pasa tu cuerpo con el fin de prepararse para el embarazo. No significa que tu cuerpo perciba que estás intentando quedarte embarazada o que tengas relaciones sexuales. Es simplemente la forma en la que la anatomía femenina ha evolucionado: se prepara para el embarazo cada mes. Durante este proceso, el revestimiento del útero —el endometrio— se construye y engrosa mientras, al mismo tiempo, aumentan los niveles de las hormonas estrógeno y progesterona. Si no hay embarazo, esos niveles hormonales descienden, una señal para que tu cuerpo empiece a menstruar. Es entonces cuando el endometrio se desprende y, junto con la sangre, pasa por el cuello del útero y sale por la vagina. Cuando el útero se contrae para expulsar ese tejido, se producen calambres, un síntoma normal de la menstruación.

Pero existe una gran diferencia entre los calambres menstruales y un dolor anormal y angustioso.

Es normal que la mayoría de las chicas que tienen la regla sientan calambres y algunas molestias. Sin embargo, no lo es cuando ese dolor alcanza tal intensidad que te impide levantarte de la cama o caminar. No es normal que el dolor sea tan intenso que te haga vomitar o que te duela defecar. No es normal cuando te impide asistir a la escuela o al trabajo porque físicamente no puedes hacerlo ni funcionar con normalidad. Ahora es cuando los adultos tienen que escucharte y creerte. Decirte que «te aguantes» o que «es parte de ser mujer» es insultante y científicamente incorrecto. Es la razón por la que muchas chicas con esta enfermedad buscan aislarse y tratan de eliminar su dolor. Si sufres de endo, un retraso prolongado en el tratamiento del dolor que sientes podría permitir que la enfermedad creciera y se extendiera por todo el cuerpo. Esto podría provocar más complicaciones a medida que creces, incluida la infertilidad. Eva sufrió un intenso dolor con su primera menstruación, a los doce años.

«Cada vez que iba al médico por eso, me decían: "Eva, estás bien. Esto es lo que les pasa a las chicas. Tienes que superarlo"», dijo. «Llegué a un punto en el que iba a urgencias casi todos los meses, y cada vez ocurría lo mismo: me hacían pruebas, decían que no encontraban nada malo, afirmaban que eran calambres normales del periodo, me recetaban ibuprofeno y me mandaban a casa. Cuando insistía en que había algo más, me decían que tal vez eran gases o hinchazón, pero que en cualquier caso no podían hacer mucho por mí. A veces me tachaban de "loca" por decir que tenía mucho dolor, como si me lo estuviera inventando. Finalmente, mi madre dejó de llevarme porque sabíamos que no iban a hacer nada. Era desesperante».

Más adelante, te explicaré cuándo debes hablar del dolor que sientes. No se trata de salir corriendo con mi libro bajo el brazo hacia la consulta de un médico e insistir en que tienes endo si tu periodo te ha causado algún malestar. Sin embargo, no deberías sentir ese tipo de dolor (ya sea durante tu primera menstruación o la número doscientos) que te obliga literalmente a permanecer recostada y te impide vivir tu vida. Acude al médico si es insoportable y habla abiertamente con él de la posibilidad de endometriosis. Si el médico obvia tu preocupación sin realizar ninguna prueba ni remitirte a un ginecólogo o especialista, o si parece tener menos conocimientos sobre la endo que tú, busca otro doctor.

La defensa de tus intereses empieza por ti misma. No confíes tu cuidado únicamente en los demás y no te quedes callada porque los demás se hayan encogido de hombros. Sigue luchando para que tu voz sea escuchada.

Me llamo Dilara

«Se suponía que, de alguna manera,
yo debía saberlo todo y tenerlo controlado».

El doctor Seckin dice que las chicas con dolor u otros síntomas de endometriosis suelen ser víctimas del descrédito o la ridiculización por parte de sus amigos, familiares o médicos no necesariamente porque sean malas personas, sino por su ignorancia sobre la enfermedad.

Yo soy la prueba de sus palabras.

En el primer capítulo, expliqué que me sentía como si me estuviera muriendo todos los días. Y la ausencia de apoyo por parte de quienes me rodeaban solo empeoraba las cosas.

Tuve mi primera menstruación en sexto curso, a los doce años, acompañada de dolor y un sangrado importante. Aunque nunca había tenido la menstruación, sentí que era más de lo que debería ser «normal». Pregunté a algunas de mis amigas cómo eran las suyas. No podían creer que yo hiciera una pregunta tan personal. De todos modos, seguí hablando del tema, contándoles cómo era mi periodo, con la esperanza de sacarles algún consejo que pudiera serme útil.

«No seas tan débil», me dijo una de ellas.

«¡No seas tan quejica, que esto no solo te pasa a ti!», me soltó otra.

«Obviamente estás tratando de llamar la atención», afirmó una tercera.

«A todas nos pasa y no nos quejamos tanto».

Y esas eran mis amigas más cercanas.

Más adelante, les hablé de mi enfermedad a algunas mujeres de mi familia y a sus amigas, mucho mayores que yo, con la esperanza de obtener alguna ayuda. Para entonces, los vómitos solían acompañarme durante mi periodo de manera habitual.

«¿Vómitos? Oh, cariño, es normal», dijo una de ellas mientras las demás asentían con la cabeza. «Solo tienes que lidiar con ello». Los síntomas empeoraron con el tiempo. En el instituto, las náuseas y el cansancio eran cotidianos. La duración de mi periodo se había alargado considerablemente. No pasaban más de diez o catorce días entre el final de un periodo y el comienzo del siguiente. Faltaba mucho a la escuela porque los síntomas, que siempre me atacaban al unísono, me resultaban demasiado difíciles de soportar. Pero era una estudiante tan buena y con notas tan excepcionales que nadie cuestionaba mis ausencias. Cuando llegaba a las clases, hacía los exámenes en cuclillas sobre la silla del pupitre o acurrucada en el suelo. De nuevo, nadie preguntaba por qué ni mostraba el más mínimo interés.

Yo era deportista, concretamente *kickboxer* y nadadora. Algunos días me dolía tanto que no podía ni competir. Una vez le dije a mi entrenadora de natación que me veía obligada a abandonar una competición; le expliqué por qué, pero no me escuchó.

«No lo entiende», le dije. «¡No puedo moverme!».

«¡Tan solo nada!», me ordenó. «¡Todas tenemos la regla!».

Un día, en clase de Biología estábamos estudiando las hormonas y los ciclos. Le pregunté a mi profesor después de la clase si podía ayudarme.

«Tengo la regla todo el tiempo y me está matando», le dije.

«Oooh...». Se quedó perplejo y visiblemente incómodo. Sí, un profesor de Biología.

«Yo... no... sé», tartamudeó. «¿Tal vez deberías hablarlo con tu madre?».

Hablar con mi madre nunca funcionó. No es que yo no le importara; es que en su cultura nunca se hablaba de la menstruación. Ella nació en Turquía, que es también donde yo crecí. En ningún lugar del mundo se habla de la salud reproductiva femenina como se debería, y en Turquía todavía menos. De joven nunca me dijeron lo que debía esperar de mi cuerpo. Nunca me explicaron que debía ir al ginecólogo. Se suponía que, de alguna manera, yo debía saberlo todo y tenerlo controlado.

Siguieron apareciendo nuevos síntomas, como diarrea y estreñimiento, y me desmayaba habitualmente a causa el dolor. Había perdido trece kilos en unos seis meses, pero todo el mundo a mi alrededor seguía insistiendo en que era normal.

Me preguntaba si era tan débil como decían. Quizá estaba exagerando.

Lo que les ocurre a tantas chicas con esta enfermedad me estaba ocurriendo a mí: empezaba a creer a los demás y a dudar de mi realidad. Tenía veinte años cuando finalmente me arrastré hasta la consulta de un ginecólogo por primera vez, de alguien al que encontré por mi cuenta en Internet. Me hizo una ecografía y me dijo que tenía endometriosis. Nunca había oído esa palabra. A pesar de su diagnóstico, había algunas cosas en su comportamiento que me incomodaban, así que tomé nota de la palabra *endometriosis* y fui a otro ginecólogo. Era una mujer mayor que, pensé, sabría qué hacer. Durante mi revisión, me introdujo la mano y me sujetó uno de los ovarios, que más tarde descubriría que estaba cubierto de tejido endometrial. Grité de dolor.

«¡Auuuu!», aullé.

«Vamos, ¡no exageres!», gritó. «¡Deberías soportar un mayor umbral de dolor!».

Grité. No podía creer que me trataran así.

Salí de su consulta angustiada, pero me negué a rendirme. No podía.

El estado en el que se encontraba mi cuerpo no me lo permitía. Investigué más en Internet y encontré al doctor Seckin, que durante nuestra primera consulta determinó que necesitaba una operación de urgencia.

Pero ¿qué sería de esta historia rocambolesca sin un último desprecio hacia mi persona?

Mientras me trasladaban en una camilla hacia el quirófano para operarme, gritando tan fuerte de angustia que los pacientes de otras plantas podían oírme, una enfermera caminaba a mi lado. No formaba parte del equipo del doctor Seckin, sino que era una enfermera más del hospital.

«¿Te duele mucho?», me preguntó.

La miré fijamente antes de soltar otro gemido que resonó en los pasillos del hospital.

«No te preocupes», dijo. «A mi hija le pasa lo mismo. Se desmaya en la escuela muchas veces. Mejorará cuando tenga un hijo».

De verdad. Eso es lo que dijo.

Mi cirugía fue un éxito y hoy soy una persona nueva. Pero esta historia no es sobre la cirugía en sí. Quiero que sepas que habrá mucha gente ignorante a tu alrededor cuando intentes buscar ayuda para lo que sientes, y no hay que evitarlos.

No porque sean crueles; simplemente no saben. Pero no dejes que te afecten. No dejes que te convenzan de que estás siendo débil o exagerada, o que quieres llamar la atención. Cree en ti misma y en lo que sientes, y luego busca incansablemente cualquier medio necesario para mejorar. Realmente hay personas que te escucharán y te ayudarán. Desafortunadamente, es probable que no des con ellas hasta haberte cruzado primero con los ignorantes. Espero que sabiendo esto, que yo no sabía a tu edad, estés en el buen camino para encontrar a las personas indicadas mucho antes y ser tratada adecuadamente mucho más rápido.

3

SÍNTOMAS DE LA ENDOMETRIOSIS

Al igual que otras enfermedades, la gravedad de la endometriosis se clasifica en cuatro fases: I (mínima), II (leve), III (moderada) y IV (grave). Todas ellas pueden tratarse de alguna manera. Sin embargo, cuanto antes se diagnostique la enfermedad, mejor será a largo plazo.

En cada caso, la clasificación no viene determinada por el dolor o cualquier otro síntoma. Se determina, entre otras cosas, por la localización de la enfermedad y el grado de propagación. Por lo tanto, podrías tener endometriosis en fase IV y no sentir apenas síntomas. O bien, puedes estar en la fase I de la enfermedad y sentir mucho dolor. Menciono esto por dos razones.

En primer lugar, si tienes muchos síntomas o uno en particular no te permite llevar una vida normal, no asumas que es demasiado tarde para hacer algo al respecto o que se ha producido un daño irreparable en tu cuerpo. Todavía podrías estar en las primeras fases, que es lo que puede determinar un especialista en endometriosis.

En segundo lugar, si no tienes demasiados síntomas o si no empiezan hasta más tarde de tu primer periodo, no significa que debas ignorarlos ni debes pensar que ya tendrás tiempo para «encargarte». Cuando sientas que tu cuerpo hace algo fuera de lo normal, puede estar tratando de decirte algo. Escúchalo. La historia de Ileana encaja perfectamente en este segundo supuesto. Solo tenía un síntoma: una regla que le provocaba un dolor punzante que se le reflejaba en el abdomen. Lo que no era tan habitual es que no lo empezó a sentir hasta los veintidós años. A los cuatro meses de empezar a sufrir los dolores, la operé de urgencia para extirparle grandes quistes de chocolate (llamados así por estar llenos de fragmentos de tejido endometrial, sangre espesa y enzimas inflamatorias que pueden causar un dolor extremo), junto con más tejido en el apéndice y en el músculo del diafragma. Cuando la endo afecta al diafragma, que está cerca de la caja torácica, puede ser especialmente peligrosa. «Cuando era adolescente, nunca tuve el dolor debilitante que tienen muchas chicas con endo durante sus periodos», dijo Ileana. «No falté a la escuela. No me perdía mis competiciones de natación. No tenía reglas muy dolorosas. Podía tomar algún analgésico y continuar con mi día. No fue hasta ese primer dolor punzante cuando supe que algo iba mal». «Puedes tener síntomas graves y endo leve o, como yo, puedes tener síntomas leves y endo grave», continuó Ileana. «Me quedé en estado de *shock* cuando me dijeron lo mucho que se había extendido. Creo que tuve la suerte de no tener los síntomas que tienen muchas chicas cuando son jóvenes adolescentes, pero también tuve la suerte de que prestara atención a ese dolor en el momento en que lo sentí, teniendo en cuenta la cantidad de tejido que finalmente se encontró».

Aparte de las menstruaciones dolorosas, los síntomas de la endo que se pueden experimentar son malestar abdominal, náuseas, vómitos, diarrea, hemorragias abundantes, fuertes calambres, relaciones sexuales dolorosas, movimientos intestinales dolorosos, neuropatías, abortos espontáneos, infertilidad y fatiga.

El malestar abdominal, las náuseas, los vómitos y la diarrea pueden aparecer antes de la primera menstruación. Las hemorragias intensas podrían comenzar en cuanto se tiene la primera menstruación. Lo cierto es que algunos de estos cinco síntomas podrían ser indicios de otros problemas y no de endometriosis. Tal vez tengas una gripe o hayas comido algún alimento en mal estado. Por eso debes tener cuidado de no llegar a la conclusión de que tienes endo (algo de lo que hablaré más adelante). Por ahora, sin embargo, debes saber que estos son algunos de los primeros síntomas de la endometriosis y que tendrás que prestarles atención si persisten, especialmente durante el periodo. Los calambres fuertes, el segundo síntoma cardinal después de las menstruaciones dolorosas, son espasmos que van mucho más allá de una molestia o incomodidad pasajera.

Son aquellos que te obligan a faltar a la escuela, al trabajo, al deporte o a las actividades sociales. También suelen ir acompañados de una menstruación abundante y prolongada con coágulos. Si los calambres fuertes se parecen a las menstruaciones dolorosas es porque existe una correlación. Los separo porque los periodos dolorosos pueden incluir mucho más, como un dolor que se dispara por toda la región pélvica y hacia las piernas. Además, aunque los calambres de este tipo suelen producirse durante la menstruación, también pueden sobrevenir durante la ovulación, cuando los ovarios liberan óvulos en la mitad del ciclo menstrual (unas dos semanas antes de la siguiente menstruación).

El dolor durante las relaciones sexuales es el tercer síntoma fundamental. Puede que no seas sexualmente activa ahora, pero si lo eres en algún momento, ten en cuenta que si la enfermedad está en la vagina y el recto, esos dos órganos podrían estar adheridos el uno al otro y causar un mayor dolor durante el coito.

Amanda había tenido reglas dolorosas desde sexto curso. En el instituto, llevaba un año saliendo con un chico cuando intentaron mantener relaciones sexuales por primera vez.

«Fue un auténtico desastre», dijo. «Cuando le expliqué el dolor que sentía, se mostró muy compasivo al respecto». Cuando mantuvo relaciones sexuales con otra persona en la universidad, aún sin haberle diagnosticado endometriosis, el dolor fue muy parecido, pero se cansó de tener que explicarlo. «Pensaba que el sexo iba a ser así», dijo Amanda. «Muchas veces me quedaba callada y solo intentaba superarlo».

Una mujer que experimenta dolor durante el coito no suele decirlo a su pareja por miedo al rechazo o a interrumpir el momento de intimidad. Y es posible que no se lo plantee a su médico a menos que le pregunte porque para muchas personas no es fácil hablar de sexo, especialmente cuando está causando problemas. Este es otro obstáculo que tenemos que superar para dar a conocer esta enfermedad.

La defecación dolorosa es el cuarto síntoma cardinal. Todos hemos padecido movimientos intestinales molestos en algún momento, tal vez por lo que comimos o por la cantidad ingerida. Pero las deposiciones para alguien con endo, especialmente durante su periodo, pueden causar un dolor grave. En mi primer libro hablé de una paciente que tenía unas deposiciones tan dolorosas que dijo: «Sentía como si me cortaran las entrañas con cuchillas de afeitar mientras las heces se movían». Nadie debería tener que tolerar ese dolor.

El quinto síntoma fundamental es una neuropatía que se manifiesta a través de dolor causado por los nervios dañados. Cuando se padece una neuropatía, la endometriosis ataca los nervios directa o indirectamente. Un ejemplo de ataque indirecto sería el tejido cicatrizado que se crea cuando un nervio se ha visto afectado.

Un ejemplo de ataque directo sería que el propio tejido endometrial afectara a un nervio. El dolor de la neuropatía causada por la endo normalmente se siente en la espalda, las piernas (el nervio ciático) o la zona de la entrepierna. Como todos los síntomas, la neuropatía por sí misma no es necesariamente un signo de padecer endo, pero si se tiene un dolor adicional en la pierna que coincide con el periodo o con una defecación dolorosa, debe considerarse la posibilidad.

Los abortos espontáneos, desafortunadamente, no son raros para quienes tienen endometriosis. Algunas de mis pacientes mayores han sufrido abortos múltiples.

La buena noticia es que muchas de esas pacientes, después de que se les haya extirpado el tejido endometrial correctamente, han podido tener hijos. Todavía se desconoce mucho de la relación directa entre esta patología y los abortos espontáneos, pero diversos estudios recientes han demostrado que dicha conexión existe.

La endo es también una de las principales causas de infertilidad. La enfermedad no la causa directamente, pero las pacientes con endometriosis podrían tener más dificultades para tener un hijo. La endometriosis puede impedir el proceso de fecundación entre el esperma y el óvulo, distorsionar la anatomía pélvica de la mujer y provocar la obstrucción de las trompas de Falopio, o puede hacer incluso que los ovarios no ovulen.

Anna había tenido síntomas de la enfermedad desde que empezó a tener la regla a los catorce años. Ella y su marido empezaron a intentar tener hijos cuando Anna tenía veintisiete años, después de someterse a dos cirugías con láser y de tomar varios medicamentos, que no sirvieron para minimizar los daños de todos esos años con endo. Pese a los intentos a lo largo de varios años, tanto por la vía natural como a través de métodos asistidos, no tuvieron éxito. Fue entonces cuando vino a verme.

«Pensé que el doctor Seckin haría una limpieza rápida, pero no fue así en absoluto», dijo Anna. «No solo estaba repleta de tejido cicatricial de las cirugías con láser a las que me había sometido, sino que me extirpó cuarenta y seis partes afectadas, de las que cuarenta y una dieron positivo en la prueba de endometriosis. El tejido estaba pegado y esparcido por todas partes, hasta en la uretra, colon y recto».

También le diagnostiqué a Anna endometriosis y le extirpé el tejido en una segunda intervención quirúrgica cuatro meses después. Ahora se está recuperando y pronto me reuniré con ella y con un especialista en tratamientos de fertilidad.

Aunque hoy tiene treinta y cuatro años, la operación le ha dado esperanzas. Pese a que la mayoría sí, no todas mis pacientes pueden tener hijos después de la operación.

Lo que frustra a Anna es que durante años supo que padecía la enfermedad. Vio a su madre sufrirla y luchar contra la infertilidad. Pero las soluciones a corto plazo que los médicos le proporcionaron, junto con su naturaleza resistente, la engañaron y le hacían creer que no estaba dañando tanto a su cuerpo, cuando en realidad sí lo hacía. Por desgracia, la endometriosis nunca dejó de crecer y extenderse.

«Todo es una cuestión de conocimientos», dice Anna. «Sabía que la tenía, pero no pensaba que pudiera ser tan destructiva. Realmente no entendía el impacto que podía tener en mi vida, el impacto más allá del dolor físico. Todo el mundo debería saber la capacidad de esta enfermedad y lo que te puede hacer en el futuro».

La fatiga es otro de los síntomas, pero cuyo origen puede deberse a otras patologías además de la endo, por lo que tendría que manifestarse con uno o más síntomas, como un periodo doloroso o calambres intensos, para que se considere un indicio de la enfermedad. La fatiga implica que quien la padece está físicamente agotado, sin energía y sin razón aparente. Si esta enfermedad es el origen de tu cansancio es porque tu cuerpo está tratando de combatirla. Es una guerra encarnizada en tu interior entre la endo y tu sistema inmunológico. Posiblemente no sepas que está ocurriendo mientras está sucediendo, pero definitivamente sentirás sus consecuencias.

El último síntoma tiene que ver con la genética. Puede sonar extraño asociar la genética con un síntoma, pero así es en esencia. Los investigadores esperan identificar un vínculo genético con la endometriosis que pueda llevarnos algún día a una cura no quirúrgica. Hasta entonces, el hecho es que si tu madre o tu hermana tuvieron endo, tendrás seis veces más probabilidades de sufrirla. Si tienes alguno de los síntomas, deberías hablar con las mujeres de tu familia para saber si alguna vez los padecieron o si saben si tuvieron endo.

Recuerda que muchas personas no sabían (y siguen sin saber) qué es esta enfermedad. Sus menstruaciones dolorosas, fuertes calambres o movimientos intestinales dolorosos de hace años pueden haber pasado desapercibidos para sus madres, médicos u otras personas, lo que ha obligado a esas mujeres a vivir el dolor sin un tratamiento adecuado. Conocer el historial de salud de tu familia, como trataré más adelante, puede ser vital para detectar y tratar varias enfermedades en sus primeras etapas. Las mujeres deberían añadir la endometriosis a esa lista.

Los síntomas pueden ser complejos. Si sientes dolor de garganta, puede estar causado por un estreptococo o simplemente por el aire seco. Si te haces daño en el pie jugando al fútbol, la lesión puede ser tan grave como una fractura o tan leve como un esguince. Si tienes menstruaciones dolorosas y cansancio, podrías tener endometriosis o podrías tener otra cosa. Pero con un dolor de garganta se te hará una prueba de estreptococos para saberlo con seguridad. Con un pie lesionado, te harás una radiografía para estar segura. De la misma manera, con los síntomas de la enfermedad de Alzheimer, hay que estar seguro. No dejes que los médicos te digan que no tienes endometriosis solo porque no creen que la tengas. Haz que te lo demuestren. Hasta que no lo hagan, debe considerarse como una posibilidad.

Me llamo Emily

«Nunca es tarde para recibir ayuda,
aunque te lleve once años, como en mi caso».

Fui una niña bastante normal mientras crecía, pero las cosas empezaron a cambiar cuando tenía once años y empecé a sentir fuertes calambres. Sin embargo, no sabía qué los causaba porque aún no me había venido mi primer periodo. Por supuesto que, desde entonces, he aprendido que los calambres que se producen antes de empezar a menstruar pueden ser un síntoma de endo. Cuando, finalmente, tuve mi primera menstruación, a los trece años, y me di cuenta de que los calambres se producían al mismo tiempo, pensé: «Muy bien, de eso se trataba todo este tiempo. Es solo parte de convertirse en mujer». Así que lo llevé lo mejor que pude. Desafortunadamente, fueron apareciendo otros síntomas que me hicieron la vida imposible. Entre los trece y los quince años, me desmayé cinco veces.

Una vez me dijo un médico que probablemente era por deshidratación, así que bebí más agua y seguí adelante. Además, por aquel entonces mi sistema inmunitario se había debilitado considerablemente. Cualquier dolencia contagiosa que tuviera alguien a mi alrededor, ya fuera un resfriado, una gripe o cualquier otra, acababa afectándome sin importar las medidas preventivas que tomara. Practiqué varios deportes en el instituto, como el fútbol, el tenis y el esquí, pero los dos deportes que más me gustaban eran la equitación y el hockey sobre hierba. Era buena deportista, me encantaba competir y lo daba todo en cada entrenamiento y competición. Pero alrededor de los dieciséis años, me di cuenta de que mis habilidades habían empezado a disminuir debido a todos esos síntomas.

A los calambres se les añadieron también muchas náuseas y mareos, problemas en el intestino y la vejiga, y cansancio. Cuando tenía diecinueve años, me resultaba insoportablemente doloroso ir al baño.

Esos síntomas diarios y mi incapacidad para rendir como esperaba en las competiciones también me causaron una gran daño emocional. Me recetaron varios medicamentos, pero ninguno de ellos me ayudó demasiado.

La fatiga era especialmente difícil de superar. Me costaba mucho subirme al caballo. En hockey sobre hierba teníamos dos entrenamientos al día durante el verano, y apenas podía aguantar uno. Lo que más me extrañaba era que algunas noches dormía hasta diez horas y, sin embargo, cuando me despertaba, estaba tan agotada que no podía ni moverme. La gente decía: «Bueno, ya sabes, eres una chica en crecimiento y esto forma parte del proceso». Mi respuesta era: «Sí, pero hay muchas chicas de mi edad que están creciendo y, sin embargo, compiten con éxito a alto nivel». Nadie tenía una respuesta para lo que me ocurría.

Esta fue mi vida durante diez años, hasta que el doctor Seckin, finalmente, me diagnosticó endo cuando tenía veintiún años. Mediante cirugía, me extirparon tejido endometrial de la vejiga, el intestino, el ovario derecho y la pared pélvica. También me extirparon el apéndice. Desde entonces, ya no tengo náuseas, fatiga extrema ni problemas inmunológicos. Siento algunos de los calambres que he tenido desde los once años, pero en un grado mucho menor. También estoy tomando píldoras anticonceptivas, que han aliviado gran parte del dolor (el doctor Seckin explicará cómo un poco más adelante). En general, mi calidad de vida ha mejorado de forma considerable. Cualquier problema que pueda tener hoy en día es totalmente manejable.

Si te sientes identificada con alguno de los síntomas que tuve o con cualquier otro que la endometriosis puede provocarle a una chica, quiero que te hagas una pregunta: «¿Puedo hacer físicamente las cosas que pueden hacer las demás personas de mi edad?». Si no puedes, entonces algo va mal y no debes dejar de hacerte preguntas hasta que descubras qué es. No me refiero a que debas estar al mismo nivel de capacidad o de rendimiento académico que los demás; todos somos diferentes en este aspecto. Lo que digo es que si ni siquiera puedes dar lo mejor de ti en un deporte, una clase o un trabajo porque estás constantemente dolorida, enferma o sin energía, debes saber que eso no es normal. Entré en una depresión que me llevó a plantearme si la razón por la que no podía competir era que las demás chicas eran mejores que yo en los deportes. En el fondo sabía que no era así, pero esta enfermedad hará que te cuestiones a ti misma. No lo permitas.

Ninguna pregunta es mala. Si no recibes ayuda de tus médicos ni de nadie de tu entorno, busca en Internet información sobre la endometriosis. Las historias de personas como yo no solo están en este libro, sino también por toda la red. Busca las que encajen con tu situación y tus síntomas, y luego preséntale todo lo que hayas recopilado a tus padres y a un nuevo médico, hasta que tu voz sea escuchada.

Una cosa más: nunca es tarde para recibir ayuda, aunque te lleve once años, como en mi caso. A pesar de todos mis síntomas, tardaron diez años en diagnosticarme. No permitas que eso te suceda a ti.

4

TU MÉDICO PODRÍA ESTAR EQUIVOCADO

Con todo lo que has ido leyendo hasta ahora, ¿crees que podrías estar padeciendo endometriosis? Probablemente pensarás que sí, pero no lo sabes con seguridad. Un experto en endometriosis puede decirte casi con toda certeza si es tu caso basándose en un examen clínico y una serie de pruebas, como una ecografía o una resonancia magnética. Sin embargo, también es necesario identificar las lesiones (como tejido endometrial) a través de una cirugía laparoscópica y que un patólogo lo confirme. Después de esos cuatro pasos sabrás sin duda alguna si la padeces. Pero deberías hacerte alguna idea de si cabe la posibilidad de que la tengas basándote en tu sintomatología y en lo que he compartido contigo sobre la enfermedad. Desafortunadamente, debido al alto grado de desconocimiento sobre la endometriosis por parte de muchos médicos de atención primaria y ginecólogos, estos no suelen tenerla presente como un posible diagnóstico. Por esta razón, cuando me visitan por primera vez, la gran mayoría de mis pacientes vienen con una larga lista de diagnósticos equivocados, tales como síndrome del intestino irritable o apendicitis. Como ya habrás leído, y seguirás leyendo a través de los testimonios de estas pacientes que comparten sus historias, un diagnóstico erróneo puede comportar una serie de problemas adicionales: un crecimiento continuo del tejido endometrial, un aumento del dolor, la prescripción de una medicación inadecuada e incluso contraproducente, una o más cirugías innecesarias y depresión. Creo que no tener ningún diagnóstico es mejor que recibir uno erróneo. Por lo menos, cuando no hay diagnóstico, puedes hacer borrón y cuenta nueva y seguir investigando la causa de las dolencias. Un diagnóstico erróneo, en cambio, te lleva en la dirección equivocada y te da la falsa creencia de que estás en el camino hacia tu recuperación y bienestar. El síndrome del intestino irritable (o SII) es uno de los diagnósticos erróneos más frecuentes. Se trata de un trastorno que afecta al colon y presenta síntomas parecidos a los de la endometriosis, como diarrea, estreñimiento, hinchazón, calambres y dolor abdominal. El SII suele solucionarse con medicación o un cambio de dieta; rara vez es necesaria la cirugía. Los médicos confunden la endometriosis con el SII porque conocen todos los síntomas del SII y ninguno de la endo. Sus intenciones son correctas, pero sus conocimientos son limitados.

Un médico que suele diagnosticar SII, normalmente un gastroenterólogo, examinará la boca, el esófago, el estómago, el recto y el colon. A menos que detecte algo fuera de lo normal, como la posibilidad de un cáncer, normalmente diagnosticará SII porque no sabe qué otra cosa podría ser. La mayoría de las pacientes aceptan este diagnóstico porque el médico ha hecho toda esa exploración y es el experto, ¿verdad? Pero, como ya sabes ahora, la exploración del interior de esos órganos no revelará la endometriosis porque el tejido dañino se encuentra en el exterior de los órganos. «Me diagnosticaron el síndrome del intestino irritable», dijo Emily, que acaba de compartir su historia con nosotros. «Ese dolor que dije que sufría antes de mi periodo, cuando tenía once años, era, según un gastroenterólogo, consecuencia del SII. Me dijo que intentara regular mis movimientos intestinales y me envió a casa. En realidad, nadie me dijo después de su diagnóstico que no tenía SII, pero ahora sé que no era así. Se trataba de la endo».

La pregunta clave que comúnmente no te hacen estos médicos, y que deberían hacerte siempre, es: «¿Tus síntomas ocurren al mismo tiempo que tu periodo?» Obviamente, en el caso de Emily, no podía responder a eso porque aún no había tenido la regla.

Pero para las que sí la han tenido, la pregunta es vital. Si los médicos tuvieran el protocolo establecido de preguntarlo, entonces podrían considerar el diagnóstico de endometriosis. En cambio, la mayoría de ellos se inclina por el SII. Te hacen incluir algunas modificaciones en la dieta o te recetan medicamentos para calmar temporalmente tus síntomas intestinales, dándote la falsa esperanza de que te vas a curar. Mientras tanto, la endo seguirá afectándote y los síntomas volverán a aparecer.

La apendicitis, una inflamación del apéndice que se trata extirpándolo mediante una operación ambulatoria (suponiendo que no haya reventado), es otro diagnóstico erróneo típico. Los síntomas son similares a los de la endo y el SII: calambres, gases, diarrea, dolor al orinar y náuseas. Los cirujanos generales que realizan las apendicectomías suelen ver directamente los efectos de la endometriosis en las zonas alrededor del apéndice cuando lo extirpan, pero no conocen la enfermedad ni se preocupan por ello. Así que se extirpa el apéndice y la paciente se recupera relativamente rápido, pero luego el dolor vuelve a aparecer porque la endometriosis sigue ahí.

Eso le ocurrió a Meg cuando tenía dieciocho años. «A partir de los diez años, me dolía tanto que fui a un montón de médicos —un ginecólogo, un gastroenterólogo, un reumatólogo, un neurólogo— y ninguno pudo resolverlo», cuenta Meg. «En mi último año de instituto fui a urgencias y me dijeron que probablemente era el apéndice. En la operación se dieron cuenta de que no era el apéndice, pero me lo quitaron de todos modos. Me fui a casa con un órgano menos y con el mismo dolor». Si tienes dolor en la parte inferior derecha del intestino, es muy posible que tengas apendicitis, pero si tienes otros síntomas de endometriosis, asegúrate de que tu médico sabe lo que es y que puede descartarla como origen de tu dolor. Perder el apéndice no es un problema —es un órgano que no sirve para nada, que sepamos—, pero permitir que el tejido endometrial se quede y crezca dentro de ti sí lo es.

Un tercer diagnóstico erróneo común es el de los quistes ováricos. Estos quistes no son inusuales; son el resultado del proceso de ovulación mensual. Se encuentran en el interior de los ovarios y están llenos de líquido, que suele ser transparente. Cuando el líquido es transparente, los quistes suelen desaparecer por sí solos sin necesidad de medicación.

Sin embargo, a veces estos quistes pueden ser «quistes de chocolate» —los que mencioné que encontré en Ileana—, que pueden causar un dolor extremo y otras complicaciones. Estos quistes acompañan a la mayoría de los casos de endometriosis avanzada. Con el tiempo se rompen o se filtran y se adhieren a los intestinos y a las paredes pélvicas. Si un médico te dice que tienes quistes ováricos y que no hay de qué preocuparse, tu primera pregunta debería ser: «¿Son quistes de chocolate?».

Si lo son, entonces tienes de qué preocuparte: deben ser extirpados quirúrgicamente. Si el médico no lo sabe, entonces necesitas visitar otro médico que lo sepa, y urgentemente, antes de que se rompan.

Saber cómo reaccionar ante el hecho de tener quistes en los ovarios es uno de los ejemplos más evidentes de cómo tus conocimientos sobre la endo (saber qué preguntas tienes que hacer y cuidar de ti misma) puede marcar la diferencia en tu salud y bienestar.

El último «error de diagnóstico» frecuente que quiero comentar es la histerectomía. Pongo esas palabras entre comillas porque una histerectomía no es un diagnóstico erróneo. Es un procedimiento: la extirpación del útero (que también puede incluir la extirpación de los ovarios, las trompas de Falopio y el cuello uterino).

Sin embargo, lo he incluido en este capítulo porque muchos médicos realizan histerectomías como resultado de un diagnóstico erróneo, lo que puede ser emocionalmente devastador. Te dirán que la histerectomía es la única solución cuando podría no serla.

La histerectomía es permanente. Una vez que el útero es extirpado, no se puede volver a colocar en el cuerpo. Y cuando ya no tienes útero, tampoco capacidad reproductiva. Por desgracia, he tenido pacientes, incluso adolescentes, que se sometieron a histerectomías por el gran desconocimiento de sus médicos anteriores sobre la endo, los cuales aconsejaron, erróneamente, que debían someterlas a esta operación. Las chicas confiaron en el diagnóstico y aceptaron hacerlo porque estaban desesperadas por hacer desaparecer el dolor. En muchos casos, el dolor persistía después de este procedimiento. Si tienes endo, la extirpación del útero obviamente eliminará cualquier tejido que esté adherido a ese órgano, pero no de otras regiones por donde pueda haberse extendido. Eso significa que el dolor continuará, que el tejido endometrial seguirá creciendo y que volverás al punto de partida, pero ahora sin el útero y sin la posibilidad de dar a luz.

Julie, que compartió su historia en mi primer libro, tenía quince años cuando le diagnosticaron endometriosis en fase IV. A los dieciocho años, tras varias intervenciones quirúrgicas inadecuadas, su médico le recomendó que se sometiera a una histerectomía. Dado su dolor, aceptó, aunque a regañadientes. «Pero seis meses después de la operación, empecé a sentir el dolor otra vez», dice Julie. «No era tan fuerte como antes, pero había vuelto».

Cuando finalmente me visitó, sentí una gran frustración al saber que un médico le había extirpado el útero a una joven de dieciocho años. En mi opinión, era innecesario. La operación que le realicé fue su duodécima intervención quirúrgica. También fue la última que necesitaría. Pero, por desgracia, el daño ya estaba hecho.

«Una parte de mí sigue enfadada por ello, pero no puedo hacer nada», dice Julie. «Ahora que soy mayor y sé lo que sé sobre la enfermedad, reconozco que fue una locura que ese médico me hiciera eso. Solo quiero evitar que le pase a alguien más».

A veces es necesario someterse a una histerectomía y, dependiendo de la edad, puede que no sea algo tan malo. Pero debería ser el último recurso para tratar la endometriosis, en especial para las mujeres que desean tener hijos algún día.

No te asustes si tu médico te diagnostica alguna de las patologías que he comentado, pues es probable que esté equivocado. O quizás tenga toda la razón y esté totalmente cualificado para decirlo. El síndrome del intestino irritable es común. Las apendicectomías son comunes. Los quistes ováricos no suelen ser quistes de chocolate. Las histerectomías pueden ser necesarias. Pero si tu médico te da uno de esos diagnósticos y no puede descartar la endo, necesitas visitar un médico que sí pueda hacerlo. Este es tu cuerpo, tu vida. Nunca deberían extirparte órganos sanos o prescribirte medicamentos inadecuados.

Piénsalo así: ¿dejarías que un médico te pusiera una escayola en el pie sin saber si es un esguince? ¿Dejarías que un médico te administrara quimioterapia si no estáis seguros de que lo que tienes es cáncer? ¿Dejarías que un médico te recetara un medicamento para la tensión arterial sin tomarte la tensión? Por supuesto que no. Lo diré de nuevo: una de cada diez mujeres en muchos países del mundo tiene endometriosis y, sin embargo, muchas personas, incluidos los médicos, no saben lo que es. Por eso es imprescindible que conozcas todo lo que puedas sobre esta enfermedad. Muchas de las personas que te rodean no podrán comprender el nivel de tormento en el que vives. Debes hacérselo comprender.

Me llamo Stephanie

«Lloré todo el camino de regreso a casa.
Estaba hundida».

No sé si «ganaría» si se hiciera un concurso para saber quién ha sido diagnosticada erróneamente más veces antes de dar con el diagnóstico correcto de endometriosis, pero probablemente estaría entre los primeros puestos. Un giro añadido a mi viaje, como leerás al final de mi historia, es que en un determinado momento regresé, de nuevo, al punto de partida.

Empecé a tener dolores de estómago a los doce años y empeoraron progresivamente en el instituto. Acudí a mi médico de cabecera, que me remitió a un gastroenterólogo pediátrico, quien me diagnosticó con toda seguridad síndrome del intestino irritable. Y eso fue todo.

Ningún consejo. Sin tratamiento médico. El dolor simplemente iba a formar parte de mi normalidad. Cuando estaba en el último año del instituto, unas semanas antes de la graduación, me salieron aftas en la boca y en la garganta. El dolor que causaban no me permitía ni comer. Me enviaron a un dentista, que me mandó a un cirujano oral, quien, a su vez, me envió al hospital.

Después de algunas pruebas, me dijeron que tenía intolerancia al gluten. Esto significaba que tendría que renunciar, entre otros alimentos deliciosos, a mis panecillos favoritos de Long Island y a la pizza. Pero si eso resolvía mis problemas, estaría más que feliz que una perdiz de hacerlo. Para mi desgracia, nada más lejos de la realidad.

Empecé la universidad en otoño y, aunque las aftas ya no eran un gran problema, el dolor de estómago sí seguía siéndolo, junto con un nuevo síntoma: el estreñimiento. Sentía que no digería nada de lo que comía. Visité otro gastroenterólogo, que me hizo una colonoscopia y pruebas de intolerancia a la fructosa y a la lactosa. En el segundo caso el resultado fue positivo. Así que desde entonces seguía una dieta sin gluten ni lácteos y tomaba medicamentos para el estreñimiento.

Y el dolor continuaba.

Visité un tercer gastroenterólogo, que me hizo las mismas pruebas que el médico anterior y obtuvo los mismos resultados. Me hizo ver a su nutricionista, pero seguía sin encontrar una solución.

Durante mi último año de universidad padecí un dolor agudo en el lado derecho del abdomen. Mi madre y yo supusimos que era apendicitis. Fuimos al hospital para que me hicieran pruebas, pero no fueron concluyentes.

En el hospital me enviaron a un ginecólogo, que me dijo: «Quizá tengas quistes», pero no lo sabía con seguridad. También sufría problemas de vejiga, así que acudí a otro médico para eso. Y esta doctora fue la primera en mencionar la posibilidad de endometriosis.

«Pero dudo que sea eso lo que tienes», dijo. Como yo nunca había oído hablar de la enfermedad, y como supuse que ella era la que mejor sabía, lo asumí y seguí adelante. Aunque erróneamente creyera que no la padecía, más tarde le agradecería que al menos mencionara la posibilidad. Al menos había sembrado la duda. En los días siguientes a verla, tuve otro nuevo síntoma: hinchazón. Parecía que se me estaba inflando un globo en el estómago. No podía ponerme los vaqueros y el dolor en el vientre era inhumano. Sin nada que perder, investigué sobre la nueva palabra, *endometriosis*, que había aprendido y me encontré con el término *endovientre*: la hinchazón severa que acompaña a la endo. No tenía ninguna duda de que eso era lo que yo tenía. Fue entonces cuando mi madre me llevó a ver a su ginecólogo por primera vez. Como había acudido a él durante tanto tiempo y era de su confianza, supuso que lo sabría.

«Nunca había oído hablar de la endometriosis», dijo, «y estoy seguro de que no es lo que tienes». ¿Eh?

Me sugirió que tomara una dosis elevada de píldoras anticonceptivas.

Las píldoras no solo no calmaron ninguno de mis síntomas, sino que me salieron granos en la cara, como nunca antes, y se me retiró la menstruación.

Probé las píldoras durante cuatro meses y las acabé odiando.

Después de graduarme en la universidad, la hinchazón continuaba. Llegaba a casa del trabajo, me quitaba los pantalones para poder respirar y permanecía inmóvil hasta la mañana siguiente, de vuelta al trabajo. Estaba hinchada durante casi todo el día. Lloraba mucho, ya que habían pasado más de diez años y nada había cambiado. Decidí que si esto tenía alguna posibilidad de solucionarse, tendría que tomar el toro por los cuernos e insistir en la posibilidad de que tuviera endometriosis.

Así que fui a ver a mi médico de cabecera, donde empezó todo esto, y le dije que creía que tenía endometriosis. Escuchó lo que tenía que decir y, en lugar de descartar la posibilidad, me envió a un endocrinólogo, que pensó que podría determinar la causa de mis síntomas.

«¿Qué te trae por aquí?», me preguntó el endocrino.

Le expliqué mis últimos diez años: los síntomas, los diagnósticos erróneos, los tratamientos inútiles y mis propias conclusiones, que me habían llevado a pensar en que podía padecer endo. Fue muy amable, escuchó como ningún otro médico lo había hecho y parecía estar tomando copiosas notas. Luego se lo pensó un momento y me dio su conclusión.

«Creo que debería verte un especialista en SII», dijo.

Y ahí se cerraba el círculo. Volví al punto de partida de cuando estaba en el instituto. De diagnóstico de SII a diagnóstico de SII, había visto a un total de trece médicos, de los cuales ninguno pudo determinar lo que funcionaba mal en mi cuerpo. Lloré todo el camino de regreso a casa. Estaba hundida.

En casa, completamente desesperada y con la seguridad de que tenía endo, fui a Google, donde encontré al doctor Seckin. Normalmente daba su primera cita semanas o tal vez meses más tarde, pero resultó que tenía una cancelación al día siguiente. Sentí que eso era la señal de que había encontrado al médico adecuado. Cuando llegué a la sala de espera de su consulta, esa sensación se confirmó cuando otras pacientes y yo iniciamos una conversación sobre nuestros síntomas. Compartimos al instante un vínculo sobre algo con lo que no tenía ni idea de que las demás también pudieran identificarse. Por primera vez, sentí que no estaba sola.

Quiero enviar un mensaje a todas las chicas de secundaria o universitarias que se encuentren hoy en la situación en la que yo me encontraba cuando me diagnosticaron erróneamente síndrome del intestino irritable por primera vez: es probable que muchos médicos a los que acudas te aseguren que no es posible que tengas endo, porque la verdad es que la mayoría de ellos no tienen ni idea de lo que es. Tal vez si lo sabes desde el principio, no tengas que pasar por lo mismo que un sinfín de personas y yo hemos pasado. Es posible que tengas el síndrome del intestino irritable o apendicitis o cualquier otra cosa, y no hay nada malo en que te revisen buscando cualquiera de esas patologías, pero también es cierto que ha de hacerlo alguien que esté cualificado para ello. He visitado médicos que han descartado la endometriosis por puro desconocimiento, a pesar de que yo lo había sugerido. Pero no me rendí, y tú tampoco debes hacerlo.

5

CONTROLAR LOS SÍNTOMAS DE LA ENDO EN PÚBLICO

Olvídate por un momento de la causa de tus síntomas, ya sea endometriosis o cualquier otra enfermedad, y centrémonos únicamente en los síntomas: dolor, sangrado abundante, hinchazón, agotamiento o cualquier otro. Hasta que no encuentres una respuesta, debes seguir con tu vida y salir a la calle: para ir a la escuela, al trabajo, a eventos sociales o para hacer recados. Estarás rodeada de personas que no saben de tu enfermedad y que no quieres que lo sepan.

Entonces, ¿cómo gestionar tus asuntos cotidianos hasta que puedas controlar los síntomas? ¿Hay lugares a los que debo evitar ir o cosas que no deba hacer? ¿Qué artículos de higiene y de otro tipo debería tener a mano para pasar el día? Deberías hacer lo que quieras, cuando quieras y donde quieras, pero la realidad es que esta enfermedad hará que ese objetivo sea extremadamente difícil.

Por eso, puede ser una buena idea detenerse un momento para preguntarse: ¿debo asistir a este evento? ¿Merece la pena? ¿Qué puedo hacer para ir y seguir sintiéndome cómoda? ¿Hay una manera mejor o más fácil de hacer lo que necesito o quiero hacer? Creo que con un poco de planificación y medidas de precaución, junto con algo de experimentación para descubrir cuál es la mejor manera, descubrirás que puedes hacer prácticamente lo que quieras. No hay que dejar que estos síntomas dominen tu vida. Sin embargo, tampoco te apetece vivir situaciones incómodas.

Voy a dejar que mi paciente Winnie te cuente lo que ha hecho en el pasado y lo que hace hoy en día con respecto a sus síntomas. Winnie ha sufrido uno de los casos más complicados de endometriosis que he tratado. Ahora tiene treinta y dos años y lleva luchando contra esta enfermedad desde que era una adolescente. La endometriosis le dañó gravemente uno de los riñones, los intestinos y el útero. Perdió mucho peso, tuvo varias infecciones, desarrolló sepsis y necesitó múltiples transfusiones de sangre. Le creció tan rápidamente el tejido endometrial después de la primera cirugía, que duró nueve horas, que tuve que hacer una segunda operación cuatro meses después que se prolongó durante trece horas. Fue una de las más largas que hemos realizado mi equipo y yo.

Winnie sigue luchando contra esta enfermedad, aunque hoy se siente más saludable y poco a poco está aprendiendo a vivir de una forma que no conocía desde hace casi dos décadas. Algunos síntomas persisten y puede que se queden para siempre, dada la agresividad con la que el tejido endometrial crece en ella. Por lo tanto, está preparada para ir a cualquier lugar. Puede que no todas sus sugerencias sean las adecuadas en tu situación, pero te aportará algunas ideas sobre cómo planificarte o puede que te lleve a otras que se adapten mejor a tus circunstancias.

Me llamo Winnie

«Estate siempre preparada».

Hay algo que quiero señalar sobre mi enfermedad y que el doctor Seckin no ha mencionado: cuando mi endometriosis estaba en su peor momento, había seis días al mes durante mi periodo que eran absolutamente horribles en términos de dolor y sangrado. Los otros veinticinco días, más o menos, mis síntomas eran lo suficientemente manejables como para poder salir y vivir de forma activa. Puede que seis días de treinta y uno no parezca demasiado, pero cuando eres estudiante, eso equivale a unos dos meses durante el curso escolar. O, cuando esos seis días coinciden con un día festivo, unas vacaciones familiares o un acontecimiento importante, se hacen largos y deprimentes. Aunque hoy en día estoy mucho mejor, todavía tengo síntomas y debo tener cuidado con las actividades que realizo durante mi menstruación. El mensaje clave que quiero que saques de todo lo que voy a compartir es este: «Estate siempre preparada». Nunca querrás que te sorprenda sin tener a mano lo que necesitas. Si no puedes llevar contigo todo lo necesario, procura tener un acceso rápido y directo en todo momento para conseguir lo que necesitas.

La endo no va a posponer su ataque para que termines lo que estás haciendo o mientras vas de un lugar a otro. Disponer inmediatamente de lo que necesitas te ayudará a evitar sentir vergüenza, a tener el menor número de interrupciones en lo que estés haciendo y a adquirir la confianza necesaria para que puedas seguir viviendo a tu antojo.

Empecemos por lo más obvio: toda chica con endometriosis que tenga síntomas dolorosos y sangrados abundantes durante su periodo necesita llevar muchos tampones y compresas. Una muda o dos (o tres) de ropa también es buena idea. Las cantidades dependerán del tiempo que vayas a estar fuera de casa, pero asegúrate de que tienes más que suficiente para aguantar todo el tiempo. No te digas: «Hay una tienda cerca de donde vamos; ya compraré más allí si lo necesito». Cuando la endometriosis ataca, tienes que estar completamente preparada, no lista para empezar a prepararte. Tómate el tiempo necesario para organizarte de forma adecuada. Te aliviará mucho el estrés mental.

Cuando tengo que viajar largas distancias o salir por períodos prolongados y sé que va a coincidir con mi menstruación, generalmente sigo una regla: no voy. Sí, suena desalentador, y puede serlo, sobre todo si hablamos de las vacaciones familiares o de viajes de ocio, pero hay que sopesar las ventajas y los inconvenientes. Mis padres nacieron en China y muchas de las veces que han viajado allí para visitar a mis abuelos, yo no he ido. Viajar en avión durante dieciséis horas con síntomas de endo no es agradable. Quedarme cómodamente en mi casa para cuidarme sí lo es.

No obstante, a veces he roto mi propia regla. Cuando estaba en la universidad, hice un programa de estudios en el extranjero de tres meses en Italia. Era arriesgado, pero realmente quería hacerlo. Para el viaje, me llevé varios artículos esenciales, como una almohadilla térmica, los adaptadores adecuados para la almohadilla térmica (los enchufes de Europa son diferentes a los de Estados Unidos) y mi propia comida.

Llevé suficientes bolsas de avena instantánea para desayunar todas las mañanas durante mi estancia. Mi madre me compró frutos secos de diferente tipo que favorecen la digestión —pistachos, nueces y anacardos— y los molió y los puso en bolsitas para que los espolvoreara sobre otros alimentos. Evité todos los productos lácteos, que podrían desencadenar la inflamación, y llevé un montón de vitaminas para mantener un alto nivel de energía. También me llevé algunos suplementos naturales antiinflamatorios, como la cúrcuma, y dejé todas las medicinas. Aprenderás, si no lo has hecho ya, qué alimentos le sientan mejor a tu cuerpo. Procura llevarte muchos de ellos. Incluso si viajas en coche por el país, que no te pille el hambre sin nada que comer. No querrás verte obligada a comer cualquier cosa que tengas a mano, como comida rápida o de una máquina expendedora de algún área de descanso. No utilices el tiempo que pasas fuera como excusa para «portarte mal» con lo que comes; la endo podría hacértelo pagar de formas realmente espantosas. Cuando estaba en el instituto, guardaba dos botellas de agua en mi taquilla, junto con otra de bebida isotónica, que se asocia a deportes, aunque también puede tomarse sin practicarlos. Contiene electrolitos que favorecen la hidratación. La guardaba en la escuela porque había días durante mi periodo en los que no quería comer, pero necesitaba hidratarme para pasar el día hasta que pudiera llegar a casa y dejarme caer en la cama. También guardaba en la taquilla un tensiómetro y un termómetro por si se producía un ataque. Aunque la enfermera de la escuela tiene esos artículos, es conveniente poder disponer de ellos directamente. Otra cosa que también procuraba tener era ibuprofeno para el dolor y algunas vitaminas para cuando requiriese una dosis de energía. Es posible que debas pedir autorización previa a tu centro escolar para llevar todo eso y que te lo puedas tomar, pero en principio no deberían ponerte pegas si conocen la finalidad.

Hablando de necesitar una autorización, a menudo tenía que usar el baño de repente cuando estaba en clase, lo que requería un permiso específico. Para evitar que me interrogaran delante de los demás alumnos, explicaba mi estado con antelación a cada uno de mis profesores y les proporcionaba información de www.endofound.org para que, cuando pidiera ir, me autorizaran de manera natural y rápida. Algunos permitían que una compañera me acompañara para asegurarse de que estaba bien. Puede que tengas que educar a tus profesores al respecto, pero una vez que lo entienden, no deberías tener ningún problema. En caso contrario, acude a tu director o haz que tus padres les den las explicaciones oportunas. No deberías necesitar que tu médico se involucre, pero haz que intervenga si es necesario. Haz lo que tengas que hacer para estar lo más cómoda posible. No deberías tener que pasar por la burocracia del colegio cada vez que tengas un episodio de endometriosis.

Hay algo más que uso hoy en día y que te puede ayudar en la escuela, en el trabajo o en cualquier lugar fuera de casa. Se trata de una aplicación llamada Calm. Incluye técnicas de meditación y para calmar el estrés que funcionan en el momento. Por ejemplo, si sufres ansiedad y estás tirada en el suelo con dolor en un baño público, accede a Calm, donde encontrarás técnicas de respiración instantáneas que te ayudarán a calmarte.

Es como tener a un amigo que te aconseja sobre cómo respirar y relajarte. No te librará del dolor ni de la hemorragia, pero puede ayudarte a mantener cierta concentración mental hasta que puedas obtener ayuda de alguien o trasladarte a un lugar donde puedas estar mejor.

Otra de las cosas realmente útiles que procuro tener a punto, y que creo que es una de las más importantes que cualquier persona con endometriosis debería tener, es una bolsa de urgencias. Es una simple bolsa de lona que tengo siempre preparada y que está junto a la puerta, lista para cogerla si tengo que salir a urgencias. Esto puede sonar exagerado para alguien que no tenga esta enfermedad, pero la mayoría de las que padecemos endo hemos pasado muchos días y noches en las salas de urgencias.

El objetivo de la bolsa es tener todo lo que necesitarías en el hospital si te ingresan. El hospital puede tener algunos de estos artículos, pero si has estado en un centro hospitalario durante la noche, sabes lo sobrecargadas de trabajo que están las enfermeras y el tiempo que pueden tardar en conseguir lo que necesitas. En mi bolsa de urgencias hay una almohadilla térmica, vitaminas, una botella de suero de rehidratación, un cepillo y pasta de dientes, compresas, una camiseta, pantalones de pijama y tres mudas. Si estás sangrando mucho, te alegrarás de tener tu propia ropa interior cn lugar de tener que usar la de papel que pueden darte en el hospital.

Otra cosa que no puede faltar en la bolsa, si tienes el cabello largo, son las gomas para el pelo. Casi todas las mujeres con endo vomitan, y no querrás tener que lavarte el pelo en un hospital. Es demasiado trabajo y, además, no tienen secadores de pelo.

También llevaría un cargador para el teléfono, auriculares con cancelación de ruido (si tienes) para ayudarte a dormir, una toalla y una almohada cómoda. Obviamente, los hospitales disponen de un tensiómetro y un termómetro, como los que yo guardaba en mi taquilla, pero yo los llevaría igualmente si los tienes. A veces, me gusta controlarme a mí misma si no ha pasado una enfermera en un rato.

Por último, mete tu comida en la bolsa. ¿Has probado alguna vez la comida del hospital? No es de lo mejor. O ¿has intentado conseguir comida en un hospital cuando has ingresado a medianoche? Es misión imposible. Así que llévate alimentos de casa que sean saludables para tu cuerpo y cuya caducidad sea amplia, como las nueces. No querrás estar rebuscando en los armarios de la cocina cuando deberías estar de camino al hospital. La bolsa de urgencias debe estar preparada para que no tengas que pensar en nada más que en cogerla y marcharte.

Si todo lo que he comentado te parece demasiado, quizás lo sea, por lo menos hasta que te acostumbres. Pero imagínate cómo podrían ser las cosas si no estás preparada o no tomas precauciones antes de viajar, ir a la escuela, ir al trabajo o acudir a urgencias.

Un último apunte: no tengas miedo de planificar con un año o más de antelación lo que vayas a hacer en función de tu periodo. Cuando estaba en la universidad y elegía mis clases en agosto, calculaba cuándo iba a tener la regla en mayo y lo contrastaba con las fechas de los exámenes finales de cada asignatura. Si un examen final me iba a coincidir con la regla, no cursaba esa materia. Por muy extremo que pueda parecer, no lo era en absoluto al llegar mayo. Sabía que podría estudiar para los exámenes de todas las materias y hacer todos los exámenes sin ninguna distracción directa provocada por la endometriosis. Puedes hacer lo mismo con las vacaciones o los fines de semana con los amigos o a la hora de acudir a conciertos. Cuanto más tiempo dediques a prepararte para los efectos de esta enfermedad, más podrás manejarla y lograr lo que quieres.

Quizás ya no viajo tanto como me gustaría o ya no salgo siempre con los amigos. Puede que pase más tiempo en urgencias de lo que me gustaría. Igual no puedo hacer algo espontáneo si cae durante esos seis días de cada mes. Pero ahora mismo, estoy más feliz porque he aprendido a adelantarme a la enfermedad. Y cuanto más me adelante con mi preparación, mejor podré vivir, con más alegría y bienestar.

II
CREO QUE TENGO ENDO.
Y AHORA, ¿QUÉ?

Todas las chicas con endometriosis necesitan ayuda para vencer la enfermedad. No solo la ayuda de los profesionales médicos, sino también la de su entorno, es decir, sus padres, tutores, hermanos, amigos, profesores, entrenadores... personas que pasan tiempo de calidad con ellas cada día. Sé que tender la mano puede ser más fácil de decir que de hacer. La endometriosis tiene la siniestra capacidad de hacer dudar a las personas más cercanas a ti, lo que a su vez puede hacerte dudar de ti misma. Por eso es vital que confíes en lo que sientes y hagas todo lo posible para que te escuchen y te crean.

6

¿A QUIÉN PUEDO PEDIR AYUDA?
Y ¿CUÁNDO?

Espero que la relación con tu madre sea cercana y entrañable. Poder contar con la mujer que te dio la vida para hablarle de algo tan íntimo y sensible como tu periodo y el dolor asociado que estás sintiendo es de un valor incalculable.

Ella es la primera persona a la que te recomendaría que le hablaras sobre ese tema. Sin embargo, sé que no todas comparten esa suerte. Algunas chicas no conocen a sus madres y han sido criadas por sus padres o abuelos u otros familiares. Otras han perdido a sus madres. A muchas otras, a pesar de mantener unos lazos fuertes con ellas, las conversaciones sobre la menstruación les resultan, debido a sus culturas, demasiado incómodas o tabú. Algunas madres les dicen a sus hijas que lo superen, «como yo lo hice», una actitud que es el resultado no de la falta de amor, sino de la falta de comprensión.

Entonces, si tu madre no es una opción, ¿a quién acudes?

Cada chica presenta una situación personal distinta, pero puedo intentar orientarte en términos generales para que encuentres a la persona adecuada. Ten por seguro que hay alguien ahí fuera con quien puedes contar.

Piensa en todas las personas en las que confías y que podrían guiarte en esta desdicha. Podría ser, sin ningún orden en particular, tu abuela, una hermana mayor, una amiga íntima, la madre de una amiga íntima, una tía o alguien con autoridad en la escuela, como una profesora o entrenadora, o tu doctora. La persona adecuada para apoyarte podría ser incluso una figura masculina de confianza.

Puede parecer extraño que te plantees hablar de esto con tu abuela. Las abuelas nos parecen, naturalmente, muy mayores cuando somos jóvenes, pero es probable que tu abuela no lo sea tanto como crees. Dependiendo de cuándo tuvo a sus hijos y de cuándo te tuvieron a ti tus padres, es posible que tu abuela ni siquiera haya entrado en la etapa de la menopausia o quizás lo haya hecho recientemente.

Aunque ya haya pasado tiempo, como mujer puede tener una conversación inteligente contigo sobre tu periodo. También es posible que ella misma haya tenido periodos dolorosos o endometriosis. Si tu abuela es una figura importante en tu vida, aprovecha la relación que tienes con ella para intentar hablarle sobre el tema. Su experiencia podría sorprenderte, así como lo mucho que podría ayudarte.

Las hermanas y las amigas cercanas también pueden ser de ayuda. Ten en cuenta que si no son mucho más mayores que tú o si acaban de tener su primera menstruación, posiblemente no se sientan cómodas hablando de este tema contigo, ya que ellas tampoco tendrán demasiados conocimientos al respecto.

También es posible que no entiendan tu dolor porque sus periodos pueden ser perfectamente normales y crean que todas las chicas se sienten igual durante la menstruación. Pero si tu amistad es estrecha, tal vez puedas convencerlas de que lo que te ocurre se sale de la norma, lo suficiente como para que sean comprensivas e intenten ayudarte.

Puede que haya una profesora en el colegio con la que tengas un vínculo especial. Tal vez puedas preguntarle si podéis hablar después de clase o durante su tiempo libre sobre un tema personal. Los profesores son instintivamente cariñosos y no se dedicarían a lo que se dedican si no lo fueran.

Al igual que los profesores, las enfermeras llevan la crianza en la sangre. Deberías poder contar con ellas para conseguir lo que necesitas. También pueden remitirte a un ginecólogo, al igual que tu pediatra, del que hablaré a continuación.

Los orientadores escolares también pueden ayudarte. Están capacitados para ayudar a los estudiantes a superar cualquier dificultad que pueda interferir en su aprendizaje, como el hambre, la enfermedad o un problema de enseñanza. Si no vas a la escuela o no te va bien en clase, los orientadores se preocupan. Desconozco si están formados específicamente en un tema como el de los periodos menstruales, pero si tu dolor te impide funcionar o si te ausentas por ello, tendrán, o sabrán dónde encontrar, los recursos que necesitas.

¿Podrías acudir a tu padre o a otro amigo varón de la familia?

Por supuesto. Evidentemente, ningún hombre va a poder empatizar del todo con lo que sientes. Muchos no sabrán cómo funciona la menstruación o desconocerán los productos de higiene personal que necesitas. Pero harán lo que puedan porque no querrán verte sufrir. Encontrarán alguna manera de cuidarte, incluso si eso significa buscar a una mujer en su vida en la que confíen para que intervenga en su nombre.

Y, por supuesto, está tu pediatra, el médico al que ves al menos una vez al año para una revisión o para vacunarte.

Como he comentado anteriormente, no todos los pediatras saben mucho sobre la endometriosis, pero si le explicas al tuyo cómo te sientes, debería ayudarte. Esa ayuda puede venir en forma de derivación a un ginecólogo o a un obstetra, y cualquiera de los dos estaría bien. Un ginecólogo es un especialista de la salud reproductiva de la mujer; un obstetra también atiende a las mujeres durante el embarazo y después de él. El Colegio Estadounidense de Obstetras y Ginecólogos recomienda que las chicas acudan por primera vez a un ginecólogo entre los trece y los quince años, aunque se aconseja visitarlo antes si sientes síntomas de endometriosis. Si el ginecólogo al que te remiten te hace sentir incómoda, no te escucha o no parece ayudarte, pide al pediatra que te recomiende otro. También puedes preguntar a tus familiares o amigas a quién acuden o buscar uno en Internet que te dé garantías.

Una forma de facilitar que te entienda y te ayude cualquiera de las personas que he mencionado, especialmente tu médico, es reunir pruebas que respalden tus afirmaciones. Y una de las mejores maneras de hacerlo es llevar un diario, uno que registre los datos. Puede ser una simple hoja de cálculo. Presentar al médico o a cualquier otra persona pruebas detalladas de lo que has vivido cada día durante unos meses o más solo puede ayudar a respaldar lo que afirmas.

Sin un diario, dejas que todo el mundo tan solo se fíe de lo que dices que has estado sintiendo y, aunque quieran creerte, tal vez tengan dudas porque no pueden comprender aquello que estás experimentando. Es probable que nunca hayan oído hablar de nadie que tenga tanto dolor por su periodo y que asuman que estás siendo exagerada, por lo que pueden no tomar tus afirmaciones tan seriamente como deberían.

Y si no te escuchan sobre tu dolor, cabe la posibilidad de que hagas lo que hacen la mayoría de las chicas con endo: dejar de quejarte y sufrir en silencio. Como resultado, tal vez tus notas empeoren y tu capacidad para rendir eficazmente en competiciones deportivas, de baile o académicas se tambalee. Tu rendimiento en el trabajo podría bajar, con el consecuente enfado de tus compañeros o clientes. Podrías acabar aislada de tu entorno y de quienes conoces y quieres, todo porque no sabes lo que le está pasando a tu cuerpo y porque nadie está dispuesto a escucharte o a creerte cuando describes lo horrible que es.

En el sitio web de mi fundación, www.endofound.org, tenemos un «Perfil personal del dolor: registro diario de síntomas» (Personal Pain Profile), diseñado especialmente para que cualquier mujer con síntomas de endometriosis pueda mostrárselo a su médico. Incluye una tabla que consta de un recuadro para cada día del mes. En cada recuadro se introduce la fecha y se anota cualquier síntoma que se pueda sentir, como dolor, hinchazón, sangrado abundante, agotamiento o problemas digestivos. También hay una imagen de la parte delantera y trasera del cuerpo humano. Utilízala para marcar dónde sientes el dolor y si es durante el periodo, en cualquier otro momento del mes o en ambos casos. Enseñar esta tabla a tu médico debería ayudarle a establecer si puedes tener endo o alguna otra patología. Si no quieren tener en cuenta lo que has registrado, busca otro médico que te escuche.

Es aconsejable que controles y documentes tus síntomas durante tres o seis meses; cuanta más información puedas recopilar, más fácil será exponer tu caso y establecer así un diagnóstico.

Si acabas de tener tu primera menstruación y le entregas a tu médico un gráfico un par de semanas más tarde que muestra unos pocos días de dolor, probablemente no servirá de nada. Pero si estás desesperada después de un corto período de tiempo sin signos de mejora, acude inmediatamente a tu médico para ver qué te dice. No intentes aguantar el dolor si no puedes.

Sin embargo, el hecho de que intentes llevar un control de lo mal que te encuentras no significa que debas dejar de hacer lo que puedas para recuperarte durante este tiempo. Si tomar un par de ibuprofenos te hace sentir mejor, tómalos.

Solo asegúrate de anotar cuándo los tomaste y durante cuánto tiempo te aliviaron. Si cambiar tu alimentación o hacer ejercicio te hace sentir mejor, anota los nuevos alimentos que comes o los ejercicios que practicas. Entender lo que estás haciendo para tratar de controlar tu dolor no debería hacer que tu médico se tome menos en serio tu caso.

Cuanta más información puedas ofrecerle a tu médico, mejor.

Otra cosa que puedes hacer para aportar más información mientras realizas un seguimiento de tu situación es reunir pruebas de otras personas. Por ejemplo, puedes pedir a un profesor que explique en una carta lo que te ha visto soportar durante la clase. O, respecto de los días en que faltabas a clase, ¿qué pruebas puede aportar tu madre u otro familiar para demostrar que estabas realmente enferma? Y no deben limitarse a decir que te vieron con mucho dolor; deben ser descriptivos, así: «Le dolía tanto que estuvo tirada en el suelo del baño toda la tarde y solo podía levantarse para vomitar en el retrete». Puede que no entiendan lo que te ocurre, pero pueden describir lo que ven.

Quería hacer asimismo dos apuntes finales.

En primer lugar, aunque el tejido endometrial puede crecer y crecerá si no se trata la enfermedad, en la mayoría de los casos no se extenderá tan rápidamente como para no tener tiempo de controlar los síntomas. En otras palabras, si te opero hoy, el tejido que encuentre probablemente no estará muy avanzado con respecto a lo que habría encontrado si te hubiera operado hace unas semanas o unos meses. Hay excepciones, como el caso que describió Ileana en la primera parte, pero no acostumbran a darse con frecuencia. Si puedes aguantar los síntomas, debes saber que cuantos más datos concretos y pruebas reúnas, junto con cualquier conocimiento que puedas adquirir sobre la enfermedad, más fácil te resultará hablar con confianza y presentar un caso consistente.

En segundo lugar, ten en cuenta que, a la hora de recurrir a las personas que pueden ayudarte mientras reúnes estas pruebas, los ejemplos que he dado son algunos de los más obvios. Si mantienes una relación estrecha con tu entrenador deportivo, un compañero de trabajo, tu padre o madre, un vecino o un amigo de tu madre, no tengas miedo de hablar con ellos. No importa lo desesperada que te sientas o lo insuficiente que parezca tu esfuerzo, alguien te escuchará. Cuanto más busques y más hables de tus circunstancias, más posibilidades tendrás de encontrar pronto a esa persona adecuada.

Me llamo Melissa

«Sé que hay chicas que necesitan ayuda, pero que no tienen a nadie a quien recurrir; yo era una de ellas».

Mis esfuerzos para encontrar a alguien dispuesto a ayudarme en mi lucha contra la endo no tuvieron un muy buen comienzo que digamos, pero me negué a tirar la toalla. Después de ir de un lado a otro durante años, desde mi abuela hasta la enfermera del colegio, pasando por múltiples médicos y cirujanos, finalmente encontré ayuda primero a través de una persona desconocida en un foro de internet y, finalmente, en el «Día de Concienciación del Paciente» que celebra anualmente el doctor Seckin y que está abierto al público. No creo que me recupere del todo debido a la agresividad con la que me ha atacado la endo, pero lo estoy haciendo tan bien como puedo. Ahora soy una de las principales voces en la lucha contra la endometriosis en Michigan e intento ofrecer a las jóvenes la orientación que a mí tanto me costó encontrar.

Empecé a tener periodos dolorosos alrededor de los catorce años. Cualquier día de escuela que perdía lo pasaba retorciéndome de dolor en el sofá de casa, llorando. No sé si mi madre tenía endometriosis; me crio mi abuela paterna. Cuando intenté hablar con mi abuela sobre ello en aquel entonces, me dijo: «Oh, sí, yo tuve lo mismo. Es normal».

Luché contra lo que era «normal» lo mejor que pude, pero algunos días el dolor era demasiado intenso como para soportarlo. Una tarde, fui a la enfermera del colegio cuando empecé a tener sudores por el dolor. «Melissa —me dijo con bastante preocupación—, ¿tomas drogas?».

Había ido a pedirle ayuda para el dolor y me acabó acusando de ser una drogadicta. Cada mes, cuando tenía la menstruación, la mayoría de los días era así en el instituto. Ni siquiera pude asistir a mi propia ceremonia de graduación porque tenía la regla ese día.

Con la idea de que esto era normal, y sin un médico ni nadie capaz de ofrecerme ningún remedio, sufrí durante los siguientes diez años. Con veinticuatro años, cada día estaba enferma. Siempre tenía algo: náuseas, dolores menstruales horribles, dolores de cabeza, cansancio, dolor intestinal. Solo comía galletas y tomaba caldo. Finalmente, visité a un gastroenterólogo que me diagnosticó SII. Cuando llegué a casa, busqué en Google mis síntomas y los comparé con los del SII. Supe inmediatamente que no era mi caso. Entonces, encontré un artículo que afirmaba que entre el 60% y el 80% de las mujeres a las que se les diagnostica SII, en realidad tienen algo llamado endometriosis. Así que fui a una librería, encontré un libro sobre ella y me tumbé en el suelo, llorando, a leerlo todo. No cabía duda de que lo que tenía era endo.

Una de las razones por las que estaba tan segura era porque cada día, durante casi un año, había estado anotando en un diario todos mis síntomas y cómo me hacían sentir. Encontré patrones que no había advertido durante los años anteriores porque no había estado registrando nada. Por ejemplo, tenía muchas náuseas, pero no pude cuantificarlas hasta que empecé a llevar un registro. Durante ese año, supe que tenía náuseas el 80% del tiempo. Armada con datos que me ayudaron a validar mis afirmaciones, fui a mi ginecólogo y le di todo aquello. Me escuchó y leyó las notas, me hizo una ecografía, me encontró un gran quiste en el ovario y me operó con cirugía láser.

«Nunca había visto algo parecido en mi vida», me dijo cuando me desperté. «Había tejido endometrial por todas partes. Lo hice lo mejor que pude».

No me aportó información alguna de lo que significaba nada de eso.

Solo me recetó píldoras anticonceptivas y me deseó suerte. Pero lo que necesitaba era mucho más que pastillas y buenos deseos. Seis meses después de la operación apenas podía trabajar o salir con los amigos, pero me obligué a soportarlo porque pensaba que era normal. El dolor y las náuseas me incapacitaban. Era desalentador.

Volví a buscar en Internet y encontré un foro de endometriosis en el que una mujer hablaba de la cirugía laparoscópica de escisión profunda. Nunca había oído hablar de eso y quise saberlo todo. Le hice muchas preguntas. ¿Cuáles eran sus síntomas? ¿En qué se diferenciaba esta cirugía del láser? ¿Cómo se sentía ahora? Estaba encantada de responder a todas mis preguntas. Fue la primera persona que me entendió de verdad, que podía relacionarse conmigo, que conocía el dolor. Después de todos estos años, y gracias a una desconocida, logré salir adelante. Me remitió a su cirujano en Georgia, así que me fui a verlo.

La operación en sí fue un éxito —estaba en la fase IV y el cirujano eliminó una gran cantidad de tejido endometrial—, pero tuve una reacción alérgica a un sellador que utilizó después y que se suponía que evitaba la formación de tejido cicatricial. Tuve que tomar esteroides durante dos meses. Funcionaron, pero un año después el dolor había vuelto. Volví a Georgia, donde el mismo cirujano extirpó más tejido endometrial y algo de tejido cicatricial que había crecido desde la última operación; así de agresivo era. Volví a estar bien, pero solo durante otro año. Con más dolor, pero sin poder permitirme otro viaje a Georgia, fui a un centro de diagnóstico por imagen cerca de mi casa, en Michigan, para hacerme una ecografía, en la que se detectó un gran quiste. Encontré un médico local que me dijo que podía operar, pero casi inmediatamente después de abrirme, terminó. «No podía hacer nada», dijo cuando me desperté. En serio, no bromeaba. Me abrió, echó un vistazo al interior y me cerró. Estuve en el quirófano unos veinte minutos. Imagínate cómo debía haberse extendido el tejido endometrial para asustar así a un cirujano. Poco después, tuve la suerte de poder encontrar otro especialista que no se sintió tan intimidado y que me extirpó un quiste del tamaño de un pomelo junto a uno de mis ovarios. Esa fue mi quinta operación.

En general, me sentía mucho mejor que antes de mi primera cirugía de escisión en Georgia, cuando empezaron todas estas operaciones. Todavía notaba algo de dolor y había aceptado más cirugías debido a la rapidez con la que crecía la enfermedad, pero al menos podía tomar un poco de ibuprofeno y seguir mi día a día. Así seguiría siendo mi vida durante los siguientes diez años.

Con treinta y muchos años, leí sobre el «Día de Concienciación del Paciente» que el doctor Seckin celebra cada primavera en la ciudad de Nueva York. Me había convertido en una activista a ultranza en Michigan, hablando con la gente a través de las redes sociales y en la radio sobre la endometriosis, y también había abierto mi propio negocio de barritas de proteínas. Fui a la conferencia del doctor Seckin para conocerlo y ver qué más podía aprender sobre la enfermedad. Tras presentarme y contarle mi historia, me preguntó cómo me sentía.

«No muy bien últimamente», le dije.

Antes de darme cuenta, había concertado una cita con él y me había operado.

Me extirpó todo el tejido que pudo encontrar, junto con parte de mis intestinos, que estaban envueltos en él. Tardé unos cinco meses en recuperarme y me siento mejor de lo que me he sentido nunca desde mis días de preadolescente. No estoy al cien por cien —puede que nunca lo esté—, pero lo tengo asumido.

Después de la operación, mientras hablaba de ello con mi tía, me dio una información sorprendente: la abuela que me crio (su madre) se sometió a una histerectomía cuando tenía treinta años y probablemente también tenía endo. Por desgracia, mi abuela era mayor y estaba en una residencia de ancianos cuando me dijeron esto, así que nunca pude mantener esa conversación con ella. ¿Por qué la abuela no me habló de su histerectomía cuando yo era una adolescente y me quejaba de lo dolorosas que eran mis reglas? ¿Por qué me dijo que lo que sentía era normal?

Probablemente porque su generación no hablaba de esas cosas y apuesto a que ella realmente creía que era normal. También apuesto a que ningún médico le dijo nunca la palabra *endometriosis*. Probablemente, le dijeron que necesitaba una histerectomía, ella dijo que sí, le extirparon el útero y se sintió mejor. No la culpo por no compartir eso conmigo, pero imagina cuánto tiempo antes podrían haberme diagnosticado y tratado si ella y yo hubiéramos podido mantener esa conversación a mis catorce años.

Mi sobrina tiene ahora quince años y padece fuertes dolores de regla, así que la vigilo como un halcón. Siento que es mi responsabilidad transmitirle el conocimiento que necesita para proteger su cuerpo, y lo haría por cualquiera, la conociera o no. Siento que es mi deber después de años de sufrimiento. No quiero que nadie sufra tanto como yo. Sé que hay chicas que necesitan ayuda, pero que no tienen a nadie a quien recurrir; yo era una de ellas. Ahora hablo a diario con desconocidas para contarles mi historia con la esperanza de reconfortarlas para que sepan que no están solas y orientarlas para que reciban antes el tratamiento adecuado. Si no hubiera encontrado a esa mujer en el foro, quién sabe dónde estaría hoy. Nunca dejes de buscar a esa persona a la que puedes recurrir. Está ahí fuera, en algún lugar; créeme. Como en mi caso, puede ser incluso alguien que aún no conoces.

7

CONOCER TU HISTORIA FAMILIAR TE RESULTARÁ DE GRAN AYUDA

Una de las primeras preguntas que un médico hará (o debería hacer) a alguien con síntomas crónicos de cualquier tipo es esta: «¿Hay algún otro caso en su familia?».

El conocimiento de los antecedentes sanitarios de tu familia podría ayudar al médico a diagnosticarte o a sugerirte medidas preventivas para las afecciones o enfermedades a las que puedas ser susceptible.

Según la Biblioteca Nacional de Medicina de EE. UU.:

Las familias comparten muchos factores, como los genes, el entorno y el estilo de vida. En conjunto, pueden dar pistas sobre las posibles afecciones médicas en el seno de una familia. Al observar patrones de trastornos entre los parientes, los profesionales sanitarios son capaces de determinar si un individuo, otros miembros de la familia o las generaciones futuras tendrán un mayor riesgo de desarrollar una afección concreta.

Si nadie de tu familia ha padecido antes que tú una determinada enfermedad o afección, eso no significa que seas inmune a ella. Y a la inversa, si tu familia tiene un largo historial asociado a una patología en concreto, no implica que necesariamente la vayas a contraer. Pero cuanta más presencia tenga en el vínculo genético de tu familia, más propensa serás a padecerla. Algunos ejemplos son la diabetes, las enfermedades cardíacas, el colesterol alto, la hipertensión, el cáncer, la depresión, el alzhéimer, el trastorno bipolar y la endometriosis.

Como ya he comentado, si tu madre o tu hermana sufren o han sufrido endo, tendrás seis veces más posibilidades de padecerla que la media. Y si tú la tienes, el riesgo de que tus hijas la sufran es aún mayor.

Es sorprendente que la endo, documentada desde hace cuatro mil años, se haya mantenido en un estado de relativo anonimato, en el que aún se encuentra, si está relacionada con la genética. ¿Cómo va a concienciarse la gente si no se habla de ella, ni siquiera en el seno de la propias familias de quienes la sufren, por los tabúes asociados o porque se diagnostica continuamente de forma errónea? El famoso neurólogo de los siglos xix y xx Sigmund Freud diagnosticó histeria a muchas mujeres, aunque ahora se cree que lo que realmente tenían era endometriosis. Contemporáneos de Freud diagnosticaban los síntomas que tenían las mujeres como resultado de la brujería o los demonios. De nuevo, muchos sostienen hoy en día que se trataba realmente de endometriosis.

¿Te imaginas entrar en la consulta del médico con tanto dolor durante la menstruación cada mes y que te digan que es por culpa de los demonios? En mi opinión, no es tan diferente de lo que muchas chicas con esta patología se encuentran hoy en día en las consultas de los médicos.

Tanto si te dicen que el dolor que sientes es psicosomático como si afirman que es normal o que es obra de los demonios, el resultado es el mismo: el médico desestima lo que dices y te envía a casa sin ninguna solución viable, dejándote frustrada, perdida y todavía dolorida.

Así que, dado que generaciones de chicas desde hace miles de años fueron silenciadas cuando buscaron ayuda, y dado que la enfermedad sigue siendo relativamente desconocida hoy en día, no debería sorprenderte que tu madre o tu abuela u otras mujeres de tu familia pudieran haber padecido endo y nunca te lo hubieran dicho. De hecho, es posible que ni siquiera supieran que la tenían porque no recibieron un diagnóstico adecuado.

A día de hoy, posiblemente piensan que lo que vivieron era normal, por lo que no te lo mencionarán ni se alarmarán cuando padezcas el mismo dolor. Acabas de leer lo que le ocurrió a Melissa con su abuela. Aquí tenemos otra historia.

Casey padeció muchos dolores en el instituto. Sangraba de manera abundante durante sus periodos, se perdía muchas clases y no podía practicar deportes.

«Pero no pensé que fuera algo extraño porque muchas mujeres de mi familia habían tenido complicaciones con la regla», dijo Casey. «Mi madre las sufrió durante años y fui testigo de ello. Siempre la veía con dolor, pero cuando le preguntaba, me decía: "Eso es lo que pasa cuando tienes cinco hijos". Ella nunca había oído hablar de la endometriosis. Ningún médico se la había mencionado».

Casey acudió a gastroenterólogos y a otros médicos que le realizaron muchas pruebas, pero no sacaron nada en claro. Cuando un ginecólogo la remitió a mí, después de cuatro o cinco años, la operé y le extirpé el tejido endometrial dañino. Fue entonces cuando su madre se dio cuenta de que su propio dolor podía no estar relacionado con el hecho de tener cinco hijos. «Pensó que tal vez debería hacerse un chequeo y un mes después de que yo lo hiciera ella también se sometió a una operación y descubrió que tenía endo», dijo Casey.

«Ya no iba a tener más hijos, así que le extirparon el útero, y ahora ya no siente dolor. Sé que no es habitual que una madre descubra que padece endometriosis y se opere después de que su hija lo haya hecho, pero eso es lo que ocurrió. Cuando se dio cuenta de que yo la sufría y de que podía ser genético, supo que probablemente ella también la padecía. Tengo miedo, si algún día tengo hijas, de que la hereden, pero al menos ahora sabemos lo que es y que es una posibilidad».

Estas historias son el motivo por el que es tan importante que las familias hablen de sus historiales médicos con quienes comparten sus genes.

¿Cómo puedes conocer tu historial familiar? Dado que los registros médicos son confidenciales, la única manera es preguntarle a los miembros de tu familia. La Biblioteca Nacional de Medicina de EE. UU. afirma:

> La forma más fácil de obtener información sobre los antecedentes médicos familiares es hablar con los parientes sobre su salud. ¿Han tenido algún problema médico? ¿Cuándo se produjo? Una reunión familiar puede ser un buen momento para hablar de estos temas. Además, obtener historiales médicos y otros documentos (como obituarios y certificados de defun-

ción) puede ayudar a completar el historial médico familiar. Es importante mantener esta información actualizada y compartirla con un profesional sanitario con regularidad.

Yo te sugeriría que preguntaras directamente a tu madre, abuela, tías y primas por sus antecedentes. Puede que no sean conversaciones fáciles y que tengan que hacerse de forma individual, y no en grupo, para que se sientan cómodas.

Si preguntas y les dices por qué lo haces, incluyendo unas palabras acerca de tu propio dolor, espero que compartan contigo la información que buscas. Puede que sigan diciendo: «A mí me dijeron que no había nada de raro en ello, así que tú también vas a tener que luchar por normalizarlo». Pero puedes replicar con educación: «Puede que eso fuera así en tu época, pero ahora conocemos esta enfermedad, llamada endometriosis, y creo que puedo tenerla».

Podría suceder que algunas de vosotras no podáis obtener fácilmente vuestros antecedentes familiares, si es que los tenéis. Tal vez fuisteis adoptadas y no tenéis ningún historial médico de vuestra familia biológica. Ese fue el caso de Stephanie, que había acudido a trece médicos y fue diagnosticada dos veces de síndrome del intestino irritable.

«Mi hermano y yo fuimos adoptados y no conocemos a nuestros padres biológicos», dijo Stephanie. «Así que cada vez que visitaba al médico y me preguntaban por mi historial médico, tenía que decirles que no lo sabía y que no tenía forma de averiguarlo. Eso hizo que el proceso fuera más difícil porque los médicos no tenían nada en qué basarse».

Los antecedentes también pueden ser difíciles de obtener debido a la muerte de los familiares o tal vez porque los familiares vivos no quieren hablar. Los procedimientos médicos, especialmente si tienen que ver con la anatomía reproductiva, son tan personales para algunas personas que no hablarán sobre ellos bajo ninguna circunstancia, ni siquiera con los de su propia sangre. Así le ocurrió a Dilara, que, como dijo, su madre es de Turquía, donde rara vez se habla de temas de salud femenina.

«Me enteré de que, justo cuando me operaron, a mi tía le habían diagnosticado endometriosis; no sabía nada de nada al respecto», dijo Dilara. «Acabó operándose y, de alguna manera, fue capaz de mantenerlo en secreto. Le pregunté a mi madre por qué no me había hablado de mi tía dada mi situación, pero me dijo que ni siquiera ella lo sabía. Así era el muro de silencio que rodeaba todo aquello».

Aunque no seas capaz de obtener la información que buscas de tu familia, no es excusa para que un médico no pueda diagnosticarte correctamente. Pero sin duda merece la pena el esfuerzo de intentar recabar toda la información que puedas.

Una última idea: lleva un registro meticuloso de tu propio historial médico, ya sea acerca de la endo o cualquier otra enfermedad o situación anómala que pueda servir a futuras generaciones de hombres y mujeres de tu familia. Nunca se sabe: la información que guardes hoy y que proporciones en el futuro podría salvar la vida de tu hijo o nieto.

Me llamo Ali

«Si sientes dolor en el útero o en la vagina, ¿por qué la sociedad dice que no debemos hablar de ello?».

Tuve mi primera menstruación a los trece años. Sentía algo de dolor, pero nada insoportable. Eso cambió a los quince, cuando se volvió insufrible. Me ausenté mucho de la escuela. El consejo que me daban mis amigas y mi familia era «Tómate un paracetamol». Cuando no me funcionaba, me decían que era una exagerada, que en eso consistía ser mujer, y yo les creía. A los dieciséis años, sangré durante sesenta días seguidos. Sí, sesenta días. No recuerdo un momento en el que no llevara tampón. Iba a la escuela, iba al trabajo y volvía a casa con la ropa manchada de sangre. A pesar de lo que todo el mundo había dicho, sabía que aquello no era nada normal. Fui a un ginecólogo que me recetó cuatro píldoras anticonceptivas diferentes. Me calmaron el dolor, pero no me gustaron los efectos secundarios, así que dejé de tomarlas. A los diecisiete años investigué por mi propia cuenta en Internet y me enteré de la existencia de la endometriosis. Llevé la información al mismo ginecólogo, que me dijo: «Eres demasiado joven para padecerla». Me negué a aceptarlo. Le dije que me operara o buscaría otro ginecólogo. Y así lo hizo. Fue una cirugía láser. «Sí, tienes endometriosis», dijo cuando me desperté. Me informó de que estaba entre las etapas II y III, pero que no debería haber sentido tanto dolor como decía haber padecido.

Pero así era. Le pregunté si sabía cómo había contraído la enfermedad.

«No», dijo. «Para empezar, no sabemos qué es la endometriosis. No se ha podido confirmar su origen. Algunos creen que es hereditaria, pero no hay pruebas de ello».

Así que este ginecólogo que opera a pacientes con endo, primero me dijo que no la tenía, hizo la cirugía solo después de que yo se lo exigiera, confirmó el diagnóstico que yo había hecho, dijo que nadie sabe realmente lo que es la enfermedad y afirmó que no hay pruebas para pensar que es hereditaria. También añadió que probablemente era infértil como resultado de la endo y que probablemente no podría tener hijos. Y eso fue todo. No hubo más explicaciones. Ninguna cita de seguimiento. Me dieron el alta, supuestamente limpia de tejido endometrial dañino.

A los dieciocho años me casé, y mi marido y yo queríamos tener hijos, pero otros dos ginecólogos a los que acudí para obtener una segunda y tercera opinión coincidieron en que no iba a ser posible tener descendencia.

Así que acudimos a un especialista en endometriosis y fertilidad que nos dio alguna esperanza.

«Es posible que puedas quedarte embarazada si empiezas inmediatamente con la fecundación in vitro», dijo. Conocida comúnmente como FIV, habría significado extraer mis óvulos y combinarlos con el esperma de mi marido en un laboratorio para crear un embrión y luego colocármelo en el útero. Dije «Gracias, pero no». No me interesaba someterme a eso sin antes intentar quedarme embarazada de forma natural. Un año más tarde, ¿adivinas qué pasó? Sí, me quedé embarazada. Hoy tenemos una hija sana de tres años. De nuevo, todo el mundo estaba equivocado. Después de mi embarazo, los síntomas de endo volvieron. Encontré al doctor Seckin en Internet y me operé. Me dijo que los síntomas que tenía los había causado más tejido endometrial que encontró y el tejido cicatricial que se había creado por la cirugía láser. Hoy en día, soy una defensora de la cirugía laparoscópica de escisión profunda y estoy en contra de que ninguna chica se someta a la extirpación del tejido por medio de la cirugía láser.

¿Qué tiene que ver todo esto con conocer el historial médico de tu familia? Bueno, después de operarme con láser, se lo conté a mi abuela y a su hija, mi tía (hermana de mi padre).

«Oh, sí, las dos tuvimos eso», dijo mi tía. «Es un terrible fastidio, ¿verdad?».

¿Que si lo es? Sí, totalmente. ¿Y las dos tuvieron endo? No solo eso, ambas se habían sometido a sendas histerectomías a los cuarenta años, mi abuela hace unos cincuenta años y mi tía hace veinte. Pero cuando, de adolescente, sufría un dolor diario y sangrado abundante, me decían que era parte de ser mujer y que estaba exagerando; ellas tenían esa información y nunca pensaron en decir: «Oye, ¿tal vez tienes lo que nosotras tuvimos?»

No, no lo hicieron. Pero no las culpo por ello, por varias razones. En primer lugar, nadie de su generación hablaba de sus periodos o de haberse sometido a una histerectomía; era un asunto demasiado personal. Con naturalidad, hicieron lo que tenían que hacer para mejorar y no lo hablaron con nadie.

En segundo lugar, sus médicos nunca les informaron oficialmente de que tenían endo, aunque hoy ya lo saben. Simplemente les dijeron que si les extirpaban el útero, el dolor desaparecería. Apuesto a que sus médicos, especialmente el de mi abuela en su día, no sabían lo que estaban viendo cuando la abrieron y vieron el tejido endometrial; solo sabían que era algo que no debía estar ahí. En tercer lugar, nunca pensaron que fuera hereditario. Mi ginecólogo, en pleno siglo XXI, me dijo que no lo era.

Pero ahora, con todo lo que sabemos sobre la enfermedad, esa cultura debe cambiar. Ya he decidido que mi hija siga una dieta antiinflamatoria —sin gluten, soja ni lácteos— por si tiene endo dentro de diez años. Además, solo compro productos caseros y sin aditivos, porque muchos de los habituales que la mayoría de la gente utiliza a diario contienen hormonas. Ella y yo vamos a hablar abiertamente de sus periodos y de la endo cuando llegue el momento, y me encargaré de que nadie la descarte si empieza a sentir los síntomas.

Va a conocer todo mi historial médico, así como el de su bisabuela y su tía abuela. Y voy a enseñarle la importancia de compartir su historia y la nuestra con sus propias hijas algún día.

Si te duele el brazo, la gente te escuchará. Si sientes dolor en el útero o en la vagina, ¿por qué la sociedad dice que no debemos hablar de ello? ¿Incluso dentro de nuestras propias familias? Eso es inaceptable. Es una actitud que debe cambiar en todo el mundo para que esta enfermedad sea erradicada, y yo haré todo lo que esté en mi mano para que así sea. Haz todo lo posible por conocer el historial médico de tu familia y mantente al tanto del tuyo para que tus hijas o sobrinas u otras niñas emparentadas contigo no tengan que sufrir. Cuanto más sepan los miembros de la familia entre sí, más posibilidades tendrán de adelantarse a las enfermedades.

8

EMPODERAMIENTO

Con todo lo que has leído hasta ahora —las historias personales, lo que es y no es la endo, y los pasos que se han de seguir para abordar el tratamiento— puedo asegurarte que sabes más sobre esta enfermedad que la mayoría de personas del mundo, incluso más que algunos médicos. Habida cuenta de que se trata de algo que ha afligido a tantas mujeres y sus familias durante siglos, eso es magnífico.

Antes de hablar de las distintas formas de controlar esta enfermedad, quiero que entiendas la importancia de lo que has visto hasta el momento. Ya conoces por qué antes de leer este libro no sabías mucho, si es que sabías algo, sobre la endometriosis: porque continuamente se ha diagnosticado como algo que no es, porque no forma parte del conocimiento obligatorio para ser médico, porque las mujeres que han hablado durante milenios sobre sus devastadores síntomas han sido ignoradas. Pero esa tendencia está cambiando, y todos tenemos que formar parte de ese cambio.

Las mujeres que han compartido sus historias sobre la lucha contra esta enfermedad, tanto en mi primer libro como en este, son heroínas. Sé que mis palabras para explicar la enfermedad son importantes, pero no se equiparan a los relatos de primera mano de estas mujeres sobre las que has leído y seguirás leyendo. Ellas estuvieron en tu lugar como mujeres jóvenes, perdidas y sin esperanza; pero han hablado con gran valentía y te han dado esperanzas. Te han proporcionado pruebas para convencer a los que te rodean de que estás diciendo la verdad sobre tu dolor y de que no es normal.

Lo que quiero que sepas —mientras lees sobre los posibles tratamientos, sobre cómo manejar los aspectos sociales relativos a esta enfermedad y más historias increíbles de mujeres que han librado esta batalla— es que debes sentirte empoderada. Gracias a los conocimientos que tienes ahora y a los que estás a punto de adquirir, ya no tienes por qué seguir sin diagnosticar, recibir un diagnóstico erróneo o ser rechazada.

No tendrás que agonizar durante años o décadas, como lo han hecho muchas mujeres.

Y las niñas que vengan después de ti, como la hija de Ali, de tres años —sobre la que acabas de leer—, ya no se sentirán perdidas ni desesperadas.

A Miranda, que tenía antecedentes familiares de endometriosis, la operé cuando tenía diecisiete años, un año después de que empezaran los síntomas. Sabiendo lo afortunada que fue al detectarla tan pronto, Miranda se ha propuesto ayudar a las demás.

«Mi madre y yo leemos mucho sobre la endo, y eso me ha ayudado a mí y ha ayudado a mucha gente que conozco», dijo Miranda. «Cuando puedo y considero apropiado, intento compartir lo que he aprendido y experimentado porque es parte de lo que soy, y generalmente obtengo una buena reacción. A veces, la gente está confundida porque no ha oído hablar de la endometriosis, y tengo que dar muchas explicaciones, pero me escuchan y entonces se interesan. Mis palabras hacen que las chicas piensen en ello. Muchas me han dicho que tienen los mismos síntomas, pero que no conocían la causa probable hasta que yo se la expliqué. Si estoy agradecida por algo de esta enfermedad es por el hecho de que me ha dado una historia que compartir con las demás».

Eva, que ha reconocido líneas atrás que los médicos se encogían de hombros al considerar que sus menstruaciones dolorosas no tenían nada de particular, también habló después de su operación. «Estuve sin ir a la escuela durante bastante tiempo debido a mi operación y al posoperatorio. Cuando volví, mucha gente me preguntaba dónde había estado», dijo Eva. «Así que le conté a toda mi clase lo que había pasado. Todos me apoyaron, aunque la mayoría se quedaron sorprendidos porque nunca habían oído hablar de la endometriosis y no podían creer lo que me había hecho. Lo que me sorprendió fue lo que ocurrió después de mi charla, cuando muchas chicas se acercaron a mí y me dijeron: "Yo también tengo esto. No tenía ni idea"».

En este momento, tu salud es lo más importante. Céntrate en lo que tienes que hacer para ponerte bien. Pero una vez que te hayas tratado adecuadamente y te sientas bien de nuevo, no dejes de hablar de ello.

Piensa en Melissa y comparte su historia en las redes sociales, la radio y los blogs.

Piensa en Miranda y comparte su historia con tus amigas. Piensa en Eva y comparte su historia en las aulas. O piensa en Bankes, cuyo relato leerás a continuación. Ella no solo habló de la enfermedad en la escuela, como Eva, sino que también está presionando para que las escuelas hagan cambios en sus planes de estudios para que incluyan la salud reproductiva de las mujeres.

Comparte lo que has vivido con tu familia, amigos o compañeros de trabajo. Hemos creado un sistema de apoyo fuerte y solidario en la comunidad de afectadas por la endometriosis, pero necesitamos más mujeres y niñas que estén dispuestas a hablar y romper el estigma. Necesitamos que colabores con nosotros y ayudes a las generaciones futuras.

Me llamo Bankes

«Creo que quienes sufrimos endo tenemos la
responsabilidad de intentar cambiar la cultura».

Mi historia con la endometriosis es como la de tantas otras chicas. Tuve mi primera menstruación a los doce años y vino acompañada de mucho dolor, que duró años. Cuando fui a Italia de vacaciones con mi familia, no pude visitar el Vaticano porque mi endo se agudizó y no podía ni caminar. Un año, durante el Día de Acción de Gracias, me pasé toda la fiesta en la cama porque no podía moverme. El año pasado, al comienzo de mi último curso en el instituto, estuve asistiendo a la escuela solo una vez a la semana durante varias semanas y durante el curso me perdí todas las actividades importantes. Finalmente, hacia la mitad del año académico, mi ginecóloga me diagnosticó endo, pero no pensó que necesitara cirugía. Mi tía, que había tenido la misma patología y, como resultado, problemas de fertilidad durante gran parte de su vida, no estaba de acuerdo con el diagnóstico. Ante su insistencia y la de mi madre, me sometí a una cirugía laparoscópica de escisión profunda casi inmediatamente y ahora no tengo dolor. No sé lo que me espera, pero puedo asegurar que nunca permitiré que esta enfermedad crónica me controle de nuevo y haré todo lo que esté en mi mano para asegurarme de que no afecte a otras chicas como a mí, durante seis años.

Mi mensaje es el siguiente: ¡empoderaos! Primero por vosotras mismas, luego por las otras chicas que tienen esta enfermedad hoy y por las que algún día la tendrán. Si no fuera porque mi tía tuvo la valentía de contarnos a mí y a mi madre su caso y el horror que eso le supuso, habríamos seguido los consejos de mi ginecólogo; me estremezco al pensar qué habría sido de mí. Hay mucha gente que no conoce ni habla de esta enfermedad por el ridículo tabú que existe en torno a la menstruación. Creo que quienes sufrimos endo tenemos la responsabilidad de intentar cambiar la cultura.

Lo primero que hice cuando volví al colegio tras recuperarme de la operación fue preguntar a mi profesora de Biología si podía hablar sobre la endo en clase. Estuvo de acuerdo y me dio todo el tiempo para hablar de ello y responder a las preguntas. Conté ante la clase mis circunstancias con todo lujo de detalles, incluidos mis espantosos dolores menstruales, lo que la enfermedad me hizo en el útero y la operación. Prácticamente ninguno de ellos había oído hablar de la endo. Una de las pocas que sí la conocía era una de mis mejores amigas. Ella también la sufre, aunque yo no lo supe hasta que me lo dijo, después de la presentación. Está bajo tratamiento, pero no le ha servido de mucho; sigue teniendo mucho dolor. He intentado que la vea mi cirujano, pero sin suerte. Su familia es de Portugal, un país donde hablar de la menstruación es tradicionalmente más tabú que en Estados Unidos, incluso entre madres e hijas. Así que mientras mi madre comparte mi historia en las redes sociales para tratar de concienciar sobre la endo, la madre de mi amiga apenas habla de ello con su propia hija. No puedo ayudarla mucho, tan solo puedo recordarle continuamente que estoy a su lado, que la apoyo, cosa que hago con frecuencia. No puedo obligarla a ella ni a su madre a hacer algo que no quieren, pero no me rindo. Tengo la esperanza de que mi insistencia haga que algún día acepte mi ofrecimiento para que pueda recuperar su vida y disfrutar de ella.

Después de mi presentación, expresé a los responsables del instituto la necesidad de incluir la educación sexual en el centro y en los de todo el mundo.

La adolescencia es una época confusa. Nuestros cuerpos cambian. Nuestras emociones cambian. Empezamos a tener citas. Empezamos a sentir curiosidad por nuestra sexualidad. Y, sin embargo, por alguna extraña razón, la educación sexual en la mayoría de los centros escolares parece que empieza y se detiene en quinto curso.

¡En quinto! Es como afirmar: «Vale, te vamos a enseñar sobre esto en quinto, con diez u once años, pero luego tendrás que descubrir todo lo demás a partir de ahí». Y siempre separan a los chicos de las chicas en esas clases, de modo que ninguno de los dos sexos tiene mucha idea de lo que pasa con el contrario. La actitud se reduce a lo siguiente: «Bien, un chico no es una chica, así que ¿por qué tiene que saber lo que pasa con el cuerpo del otro?». He aquí una de las razones que se aducen: «¿Cómo se supone que voy a explicarle a mi novio lo que es la endometriosis, lo que me hace y cómo puede afectar a nuestra relación cuando ni siquiera puede comprender lo que es mi periodo?».

Cuando le dicen a una niña de quinto curso que sufrir calambres durante la menstruación es normal, está bien, pero también deberían explicarle que hay un umbral. Demasiado dolor no es normal, aunque probablemente no sepan decírselo porque no tienen ni idea de lo que es la endometriosis ni de cómo puede afectarle a una chica. Y no lo saben porque nadie habla de la menstruación como se debería. Es un círculo vicioso que tiene que parar.

En mi escuela, me dijeron que con un plan de estudios tan riguroso no había tiempo para incluir ese tipo de educación. ¿Sabes lo que les dije? Ya te lo puedes imaginar: que ninguna chica de mi escuela ni de ningún otro centro debería verse obligada a pasar por lo que yo pasé.

A lo largo de los años, he hablado mucho en público y en privado sobre lo que me hizo la endometriosis, pero ojalá hubiera hablado aún más de ello públicamente al principio, sobre todo cuando aparecieron los síntomas. Tal vez me habría dado cuenta antes. En cualquier caso, sé que soy joven y afortunada por estar donde estoy hoy, especialmente cuando tantas mujeres mucho mayores que yo llevan décadas sufriendo. Espero haberte dado la confianza necesaria para que consigas la ayuda que necesitas ahora mientras eres joven, así como la confianza para que, una vez que estés bien, ayudes a quienes están pasando por ello. Existen millones de chicas como tú que no saben tanto sobre la endo como tú ahora ni saben a dónde acudir. Ponte bien y luego ayúdalas a ellas. Va a ser necesario un esfuerzo de equipo para vencer esta enfermedad, y te necesitamos en este equipo.

III
FORMAS DE TRATAR
(Y NO TRATAR) LA ENDO

No hay una mejor manera de eliminar el tejido endometrial que mediante la cirugía laparoscópica de escisión profunda que he realizado millones de veces. En ocasiones, sin embargo, la cirugía no es la mejor opción, especialmente cuando se es joven. Debes conocer las opciones de las que dispones antes de lanzarte a la cirugía, así como informarte también de lo que no debes hacer para intentar controlarla. Algunos supuestos remedios podrían ser fatales.

9

DIETA Y NUTRICIÓN

No hay nada más importante para nuestra salud que lo que ingerimos. Una buena nutrición es la base para llevar una vida sana y evitar o combatir numerosas enfermedades.

Si padeces endo, lo que comas no va a hacer que desaparezca ni evitará tener que operarte algún día. Pero sí podría frenar el crecimiento del tejido indeseado y evitar que muchos síntomas, como el dolor, la diarrea, el estreñimiento y la hinchazón, irrumpan continuamente en tu vida. Y eso es un dato importante, especialmente cuando eres una joven adolescente que intenta entender esta enfermedad y vivir con ella.

Ya sabes que la endometriosis, como probablemente todas las enfermedades, no es una patología que se manifiesta siempre igual. Afecta a todo el mundo de forma diferente. Los síntomas pueden ser distintos, las edades en las que se puede contraer varían, por lo que los remedios pueden ser diversos. Lo mismo ocurre con lo que cada persona debe o no debe comer. Si trato a diez pacientes de endometriosis a la vez, no puedo decirles a todas que coman esto o aquello. Entre otras cosas, porque va a requerir cierta experimentación por su parte para ver cómo reacciona su cuerpo. Sin embargo, ayuda saber que hay un punto de partida.

La clave para mantener la enfermedad controlada y regular cualquier síntoma es evitar todo aquello que pueda causar inflamación. Así como quemar el tejido endometrial con láser puede causar inflamación, también lo pueden hacer algunos de los alimentos que comes.

Hace varios años, en una de las conferencias médicas que organizo, una de las ponentes, Kimberly Smith Niezgoda, realizó una presentación excepcional sobre nutrición que se encuentra en mi sitio web, www.endofound.org, y que aún hoy consulto. Algunos de los alimentos que mencionó que causan inflamación fueron los lácteos, el azúcar blanco, los fritos y procesados, la carne roja, el alcohol, el trigo, las grasas trans y algunos de los aceites de cocina más comunes (no así el aceite de oliva virgen extra). También dijo que el gluten, el café y el tabaco pueden causar problemas.

Pero no es necesario comer como un conejo para evitar los síntomas de la endo. Sin ningún género de dudas, dejar de consumir tabaco, azúcar y alimentos fritos te va a venir bien. Pero empieza por intentar eliminar un alimento tras otro para ver si puedes averiguar exactamente lo que te está causando problemas y saber qué evitar sin tener que adivinarlo.

Piensa en la última vez que tuviste un síntoma y en lo que comiste antes. Si fueron los lácteos, deja de consumirlos durante un tiempo para ver qué sucede. Si no se soluciona, prueba con otra cosa.

Sigue experimentando hasta que veas un avance. Algunos alimentos antiinflamatorios de los que habló Kimberly y que puedes añadir a tu dieta habitual son las verduras de hoja verde oscura, los huevos, las carnes de ganadería ecológica, los arándanos, la piña, el brócoli, la coliflor, los boniatos, el aceite de oliva virgen extra, la papaya, los pistachos, las nueces, las almendras, las castañas, el salmón salvaje, el aceite de coco, las setas shiitake, el té verde, la remolacha, los brotes para ensalada, las legumbres, los dátiles, los higos, los albaricoques, el comino y la cúrcuma.

Todo lo que he enumerado como inflamatorio y antiinflamatorio no es probablemente nada nuevo para cualquiera que haya asistido a clases de salud general en la escuela o que se haya interesado por cualquier estudio de salud en las últimas décadas. El reto consiste en poner en práctica una dieta adecuada de manera estable.

Desafortunadamente, nuestras preferencias alimentarias a menudo se anteponen a una buena nutrición, lo cual es una de las razones por las que no siempre comemos tan bien como debiéramos. También puede ser que estemos condicionados a comer y beber de una determinada manera en función de nuestro estilo de vida, de lo que nuestros padres nos inculcaron o de las presiones sociales que podamos tener. Por ejemplo, si vamos corriendo de una actividad extraescolar a otra, la comida rápida puede ser habitual en nuestra dieta por su comodidad. Si nuestros padres siguen creyendo que los cuatro grupos de alimentos (carne, lácteos, pan, y frutas y verduras) que aprendieron en la escuela son la base de una alimentación sana, y si son ellos los que preparan la cena cada noche, puede que nosotros también comamos así. Si asistimos a menudo a fiestas escolares en las que se sirve alcohol, las presiones sociales pueden hacer que bebamos.

Pero hay que tener entereza mental para hacerse cargo del propio cuerpo y de lo que se ingiere. Puede que el día previo a un partido tengas que preparar una comida saludable que puedas llevarte o puede que tengas que aprender a cocinar para poder preparar tus propias cenas saludables o puede que tengas que evitar algunos eventos sociales si las tentaciones son excesivas.

Escucha a tu cuerpo. Si tienes síntomas de endo, toma medidas para cambiar la dieta. Tal vez te lleve algún tiempo averiguar qué te funciona y qué no, pero si encuentras la combinación adecuada y reduces o incluso eliminas algunos de los síntomas que sufres, te sentirás mucho mejor.

Me llamo Tanya

«A los quince años me di cuenta de que lo que comía me afectaba mucho, sobre todo durante la menstruación».

Mi madre y mi abuela no me hablaron mucho de la regla cuando tuve mi primera menstruación a los doce años. Fue dolorosa y con un sangrado abundante, pero al parecer eso no era nada fuera de lo normal. Siguió siendo así hasta que cumplí los quince años; supuse que así debía ser.

Mis periodos se volvieron más intensos, con calambres e hinchazón, cuando cumplí veintitrés años. La valoración y el remedio del médico fueron sencillos: mis hormonas estaban cambiando y necesitaba tomar una dosis más elevada de Aleve (que contiene naproxeno). A los veinticuatro años, empecé a sufrir complicaciones intestinales, por decirlo suavemente. Vamos, que sentía como si todos mis órganos quisiesen salirse del cuerpo. A los veintisiete años, los síntomas ya eran insoportables: los calambres, la hinchazón, el dolor de intestinos, las náuseas. Investigué por mi cuenta y, aunque nunca antes había oído hablar de esta enfermedad, llegué a la conclusión de que podía tener endometriosis.

Cuando fui a mi doctora, me pidió una ecografía. Mientras me la hacían, recuerdo perfectamente la cara que puso el técnico. La mejor manera de describirla en una palabra sería «alarmante». Entraba y salía de la habitación sin decirme nada. Sabía que algo grave ocurría. Cuando volví a la doctora para que me diera los resultados, me dijo que estaba segura de que tenía endometriosis, pero se mostró despreocupada al respecto. Lo que asustó al técnico no la asustó a ella. Me dijo que me recetaría un anticonceptivo y que me pondría bien.

Debería haber confiado en la cara que había puesto el técnico.

Tomé la píldora, pero no funcionó. Sangraba todo el tiempo, incluso durante la ovulación. Las relaciones sexuales eran dolorosas. Mi vida social se resentía. Tenía que ponerme el despertador lo suficientemente temprano cada mañana para que me diera tiempo a lidiar con los vómitos, la diarrea y los calambres antes de salir de casa, lo que me daba una hora para llegar al trabajo antes de revivir todo aquello de nuevo.

A los treinta años, me operaron con láser. El médico descubrió que uno de mis ovarios y la parte posterior del útero estaban pegados al colon. Me dijo: «A estas alturas, no puedes permitirte ni comer un bollo». La cirugía fue insuficiente, y durante los cuatro años siguientes tomé Aleve como si fueran caramelos. Los síntomas anteriores no solo volvieron a aparecer, sino que ahora experimentaba fatiga y lo que parecía una gran indigestión. Durante los entrenamientos, me faltaba el aire incluso durante los movimientos más básicos. Subir escaleras se había convertido en una tarea tan difícil que sentía que me iba a desmayar. Entonces, sentí un crujido en el pecho que me hizo pensar que podía padecer neumonía.

Si solo hubiera sido eso...

Una radiografía de tórax reveló que se me había colapsado el pulmón derecho. Me enviaron a urgencias, donde me introdujeron un tubo para abrir las vías respiratorias del órgano que tenía afectado. Me enviaron a casa, pero menos de veinticuatro horas después el pulmón se me había vuelto a colapsar. Volví a urgencias, donde el médico, que tenía algunos conocimientos sobre la endometriosis, sospechó que eso era lo que podía estar afectándome. Cuando me operó del pulmón, confirmó sus sospechas. Tenía el diafragma lleno de lesiones que me habían afectado al pulmón.

Mientras me recuperaba de la operación, y con la urgencia de tratar la endo que sufría, investigué más y encontré al doctor Seckin, que me sometió a una operación de nueve horas. Además del tejido endometrial, tuvo que extirparme el ovario izquierdo, el ombligo y una parte del colon, según un procedimiento que se conoce como resección intestinal. También tuvo que reconstruirme el vientre y la vejiga. Por primera vez en veinte años, volví a sentirme «normal».

Como mi historia viene después del capítulo sobre la importancia de una buena nutrición cuando se padece endo, probablemente te estés preguntando qué relación tiene lo que he dicho con eso. Bueno, te habrás dado cuenta de que al principio de mi historia me he saltado unos ocho años, desde los quince hasta los veintitrés. Las cosas me iban definitivamente mal entonces; sangraba abundantemente cuando tenía el periodo, pero el dolor era manejable. La razón es que a los quince años me di cuenta de que lo que comía me afectaba mucho, sobre todo durante la menstruación. Renunciaba a ciertos alimentos una semana antes de tenerla, lo que hacía que mi sufrimiento, que se repetía cada mes, fuera soportable.

Llegué a esa conclusión una noche en la que mi madre hizo pastel de carne y no me sentí muy bien tras comerlo. Empecé a prestar atención a otros alimentos que consumía y me sorprendió lo que aprendí. Normalmente sufría hinchazón después de tomar lácteos. Cuando comía pan, me estreñía. Las carnes rojas de cualquier tipo, ya fueran en forma de pastel de carne o no, me resultaban difíciles de digerir y me producían gases. También evitaba la cafeína y el azúcar. Cambiar mi dieta antes y durante mi periodo es lo que me hizo sobrellevar esos años. No puedo ni imaginar lo mal que me habría sentido si no lo hubiera hecho.

¿Por qué mi dieta dejó de funcionar tan bien después de cumplir los veintitrés años?

Teniendo en cuenta que el tejido endometrial llegó hasta el diafragma, supongo que se apoderó de todo mi interior y ya nada podía evitar los síntomas. Pero quién sabe, tal vez la dieta todavía funcionaba durante ese tiempo, solo que no tan eficazmente. Si me hubieran diagnosticado endo durante esos años de adolescencia, mientras la dieta que seguía mantenía los síntomas algo controlados, quizás podría haber evitado toda la agonía por la que pasé entre mis veinte y treinta y tantos años.

Hoy en día, después de la cirugía, evito por completo los lácteos, la carne roja y el gluten, y no echo de menos ninguno de ellos. También compro más alimentos ecológicos y, si tomo alcohol, es solo vino, y no más de dos vasos.

La forma en que me alimentaba durante mi adolescencia y la forma en la que lo hago hoy puede no ser lo más adecuado para ti. Pero debes saber que lo que comes puede marcar la diferencia. Tómate tu tiempo para descubrir cómo. La endometriosis ya es bastante dañina por sí sola. Si puedes ralentizarla y limitar sus síntomas sacrificando algunos alimentos que te gustan o probando otros nuevos, merece la pena.

10

ACTIVIDAD FÍSICA

Cualquier actividad que haga que te muevas y te divierta es buena para ti, tanto para la mente como el cuerpo, independientemente de tu condición física.

Cuando se tiene endo, el ejercicio no va a paliar la enfermedad de la misma manera que lo hace con otras patologías, como reducir la presión arterial o el nivel de colesterol. Pero el ejercicio te puede ayudar a equilibrar los niveles hormonales; cuando están desequilibrados, pueden contribuir a desarrollar la endo. El ejercicio adecuado y regular te ayuda a controlar el peso y el dolor que provoca la endo.

El doctor Jim Palmer es un fisioterapeuta muy respetado de la ciudad de Nueva York que ha hablado en mis conferencias médicas sobre la relación entre la endometriosis y el ejercicio. Dejaré que comparta contigo parte de su experiencia, que es bastante esclarecedora para cualquiera que esté lidiando con alguna patología que lo haya castigado de alguna manera.

Como fisioterapeuta, he trabajado con muchas adolescentes con dolor —dolor de cadera, dolor de espalda, dolor pélvico, tanto a largo como a corto plazo— causado por diversas afecciones o lesiones. De la misma manera que necesitas encontrar al médico de atención primaria o al ginecólogo adecuados que escuchen tus necesidades y te ayuden a obtener los resultados que buscas, debes dar con el fisioterapeuta adecuado para que te ayude a tratar tu malestar. Ayudarte a reducir o superar completamente el dolor que padeces es lo que hacemos. Tu fisioterapeuta debe estar dispuesto a encontrar la causa que origina tu dolor y proporcionarte soluciones basadas en el ejercicio para resolver los problemas con los que estás lidiando. Tu terapeuta debe diseñar un programa que te ayude a volver a realizar las actividades que consideras más importantes.

Después de hablar contigo del dolor que sufres, el doctor Palmer te explicará el poder de la actitud y la diferencia entre el dolor bueno y el dolor malo.

Si tienes dolor por la endo, normalmente estás limitada para hacer las actividades que te gustan o necesitas hacer, como moverte por casa, sentarte durante mucho tiempo en clase, caminar largo rato o hacer deporte en general. Como consecuencia del dolor, pasas más tiempo en la cama o en el sofá. Esto hace que tu cuerpo se vuelva más rígido y débil, lo que contribuye a padecer aún más. Esa inactividad puede provocar la aparición de otros problemas de salud. El fisioterapeuta adecuado te enseñará a tomar el control de tu dolor y a evitar que se apodere de ti. Debes decirte a ti misma: «Me hace feliz salir con los amigos, así que voy a encontrar la manera de hacerlo». O: «Me hace feliz practicar este deporte, así que debo encontrar la manera de seguir haciéndolo». No es una tarea fácil, especialmente si llevas mucho tiempo lidiando con el dolor, pero tu mente es muy poderosa. Lo que crees se convierte en tu realidad.

También enseño a mis clientes a entender la diferencia entre el dolor bueno y el dolor malo. Si estás haciendo una actividad física que te produce dolor o tu cuerpo está un poco cansado, esa sensación es buena y esperable, aunque te dure un par de días. Ese dolor y el cansancio mejorarán a medida que tu cuerpo se fortalezca.

Pero si la actividad física que estás practicando hace que sientas, por causa de la endometriosis, dolores agudos en el estómago o en la zona pélvica, entonces debes dejar de hacerla. Se trata de una sensación inadecuada, por lo que insistir porque crees que debes ser fuerte y luchar no te va a beneficiar. Mi sugerencia sería que disminuyeras la intensidad de ese ejercicio o que probaras otro diferente. Cada persona es distinta, así que hay que encontrar las actividades que permitan que tu cuerpo y tu mente se sientan mejor.

El doctor Palmer también sugiere que toda paciente de endo debe prestar atención a su postura corporal y a su respiración.

En cuanto a la postura, es habitual que las chicas con endo curven la espalda al estar de pie, sentadas o tumbadas en la cama debido al dolor. Curvar la espalda durante mucho tiempo ejerce mucha presión en las regiones abdominal y pélvica, lo que provoca más dolor. Por esta razón, enseño a mis pacientes a sentarse erguidas y a ponerse de pie. Así disminuirá la presión sobre el abdomen y la pelvis, y mejorará el dolor.

Respirar de forma suave, profunda y cómoda también ayudará. A menudo oímos a la gente decir: «Acuérdate de respirar». Respirar es algo natural, pero a veces no nos damos cuenta de que nos tensamos a causa del dolor y respiramos mucho menos, lo que no hará más que agravar el malestar. Saber cómo afecta la respiración a tu suelo pélvico puede influir en la endometriosis que padeces. El diafragma, un músculo de la caja torácica que ayuda a los pulmones a expandirse y contraerse, está conectado al suelo pélvico. Cuando aguantas la respiración o solo respiras superficialmente debido al dolor, mantienes el diafragma contraído y tu suelo pélvico no se mueve. Esto puede contribuir a agravar el dolor causado por la endometriosis. Sin embargo, si respiras profundamente acompañándote del ritmo de una música relajante o estando quieta con los ojos cerrados, el diafragma se moverá, haciendo que el suelo pélvico se relaje y se reduzca el dolor.

Otro concepto que enseño a mis pacientes es el de «controlar sus controlables». ¿Qué quiero decir con esto? Hay cosas que podemos controlar en la vida y otras que no. Por ejemplo, no puedo controlar el paso del tiempo. Pero si está lloviendo fuera, puedo elegir llevar una chaqueta, botas y un paraguas. No puedo controlar el tiempo, pero puedo controlar lo que me pongo para estar seca y cómoda. Del mismo modo, no puedo controlar dejar de sufrir endo, pero puedo tomar las decisiones más saludables que mejoren mi estado mental y físico. Puedo elegir salir y estar activa con mis amigos. Puedo elegir salir a caminar, ir a una clase de yoga o practicar un deporte para mejorar mi estado físico. Puedo elegir evitar tomar dulces y refrescos, que llevan a la obesidad y la diabetes. Puedo elegir comer verduras y frutas para que mi cuerpo tenga energía y se cure mejor cuando esté enfermo. Creo que es importante que lo practiquen las pacientes con endo. Nadie tiene el control sobre cómo o cuándo empieza la enfermedad. Pero puedes controlar el dolor de la endometriosis a través de la actividad física regular y el ejercicio.

El doctor Palmer dice que la gente le pregunta todo el tiempo: «¿Cuál es el ejercicio que más me conviene?».

Como fisioterapeuta, sé que hay ejercicios específicos para lesiones concretas. Con mis pacientes de endo trato de encontrar la mejor combinación de ejercicio y actividad que mejore su dolor y sea agradable de realizar.

Encontrar el ejercicio y las actividades que realmente se disfrutan es muy importante cuando se lidia con la endometriosis; si se disfruta de algo, se seguirá haciendo. Algunos ejemplos de ejercicios que pueden ser útiles para pacientes de endo son el yoga, hacer pesas y los deportes. Con el fisioterapeuta adecuado, puedes determinar cuál es la mejor combinación de ejercicios y actividad, según el caso.

Considero que el yoga es el ejercicio más conveniente para las pacientes de endo por su enfoque en la respiración profunda, la fuerza y la flexibilidad. El yoga suele realizarse en un entorno tranquilo, lo que puede ayudar a reducir el estrés mental, que es común en las pacientes de endometriosis. La respiración profunda mejorará la capacidad de movimiento del diafragma y del suelo pélvico, lo que puede aliviar el dolor. Adoptar y mantener las posturas de yoga mejorará la fuerza y la flexibilidad de las piernas, los brazos y los abdominales. Cuanto más fuerte y flexible seas, más ayudarás a mantener una correcta postura corporal y a mejorar el dolor. Todos los cursos e instructores de yoga son diferentes, así que se trata de encontrar el que mejor se adapte a ti y a tu cuerpo.

Hacer pesas no es solo para los chicos, también es importante para las chicas. No te preocupes por desarrollar mucho músculo: tu predisposición genética es diferente, así que crecerás delgada y en forma.

Tener unos abdominales, unos brazos y unas piernas más fuertes es esencial para cargar bolsas, subir escaleras, caminar, ponerse en cuclillas y correr. Tener más músculo te ayudará a mantenerte en un peso saludable y a combatir la diabetes. Puedes hacer ejercicios de musculación con tu propio cuerpo, mediante sentadillas, flexiones y planchas. O, en el gimnasio, puedes utilizar máquinas, pelotas de ejercicio y pesas. Pide a tu fisioterapeuta que te enseñe cómo empezar a entrenar de forma segura.

El deporte también es una forma estupenda de hacer amigos a los que les gusta estar activos y que comparten contigo un objetivo común. Fortalecerás el cuerpo practicando el deporte que elijas. Hay deportes de equipo, como el baloncesto, el sóftbol, el hockey sobre hierba, el fútbol, el voleibol y el remo. O puedes probar otros que se basan más en tu rendimiento individual, como el atletismo, la natación y el ballet.

Si te apuntas al deporte que más te gusta practicar y conoces a gente con la que disfrutas compartiendo ese tiempo, mayor beneficio obtendrás.

Si ninguna de estas actividades es realmente para ti, entonces prueba a salir a caminar, a hacer senderismo o a montar en bicicleta. De nuevo, mantente activa a diario y diviértete sola o con tus amigas y familiares. Después de algunas semanas de ejercicio y actividad, el dolor y el cansancio iniciales que experimenta tu cuerpo deberían desaparecer, y empezarás a ver cambios. Es posible que te sientas más fuerte y flexible, junto con una mejora del dolor, mayor facilidad para mantener una correcta postura corporal y una reducción de los niveles de estrés. Al trabajar con el fisioterapeuta adecuado, contarás con un profesional que te guiará en tu camino. Habrá días en los que te sentirás increíble, y días en los que el dolor volverá a aparecer. La clave es seguir avanzando, tomar buenas decisiones y llevar el control de tu vida.

Me llamo Brandilee

«Honré a mi cuerpo haciendo exactamente
lo que necesitaba».

He experimentado dolor por causa de la endometriosis prácticamente toda mi vida. Tuve mi primera menstruación en quinto curso, aunque el dolor había empezado mucho antes. Siempre fue agotador y me obligó a ausentarme mucho de la escuela. Empezó a empeorar en el instituto y en la universidad, e hice el peregrinaje de médicos que hacen muchas pacientes con endo. Uno de ellos me dijo que simplemente tenía malas menstruaciones y que debía encontrar la manera de lidiar con ellas. Otro me dijo que los anticonceptivos funcionarían. No funcionaron. Y, por supuesto, no faltó el médico que insistía en que el dolor era psicosomático. Finalmente, con veinticuatro años, encontré un médico que me operó mediante escisión profunda laparoscópica. Hoy, ocho años después, sigo notando algo de dolor, pero me siento mucho mejor que antes de la operación.

¿Cómo mantengo ese dolor a raya?

Gracias al yoga.

Empecé a practicar yoga cuando tenía veintidós años; estaba de moda y era una buena manera de mantenerse en forma. Dos años después decidí dar un paso más y me apunté a un curso para ser profesora de yoga. Me entusiasmó, aunque no era el mejor momento de mi vida. La primera clase la recibí apenas seis semanas después de mi operación, y mi cuerpo aún estaba recuperándose.

Asistí de todos modos y, como era de esperar, tuve problemas. Apenas podía hacer una sentadilla, y mucho menos seguir la clase, cuyo ritmo era rápido.

Pero resultó ser lo mejor que me podía haber pasado.

Estar en esa situación vulnerable me obligó a hablar de mi enfermedad. No tuve más remedio que contarles a los instructores por qué no participaba como los demás y por qué estaba haciendo los ejercicios de recuperación cuando se suponía que, por el tipo de clase, no eran necesarios. Eso me llevó a contárselo a mis compañeros. Era la primera vez en mi vida que hablaba tan abiertamente de la enfermedad y también era la primera vez que escuchaba de verdad a mi cuerpo. No lo forcé tratando de seguir el ritmo de los demás y obligándolo a hacer algo que no podía. Honré a mi cuerpo haciendo exactamente lo que necesitaba.

Fue entonces cuando me di cuenta de la conexión beneficiosa entre la endometriosis y el yoga, cuando, en mi interior, la endometriosis que padecía y el yoga se entrelazaron y se hicieron inseparables.

Practico yoga durante una hora al día unas cinco veces a la semana. El objetivo principal es aliviar la tensión del cuerpo y relajar los músculos. Así que, cuando tienes calambres por la endo, estas posturas que haces ayudan a aliviar esos calambres. Durante el proceso, también trabajas la mente.

Ya has leído muchas historias sobre cómo la endometriosis afecta a la psique. El yoga te ayuda a crear esa conexión entre mente y cuerpo.

Si consigues relajarte físicamente, también aliviarás la carga de estrés mental. Si te da vértigo probar el yoga, hay un par de consejos que puedo compartir contigo para aliviarte. El primero es que el yoga es una actividad que puede hacer cualquier persona de cualquier edad en cualquier momento y en cualquier lugar. Con todos los problemas que tuve desde la escuela primaria, me habría gustado haber empezado con el yoga entonces; me puedo imaginar de joven iniciándome en esta disciplina. También desearía, después de haber empezado a hacer yoga a los veinte años, no haber dejado de hacer nada cuando el dolor de la endometriosis se agudizaba. No me hizo ningún bien quedarme en casa sin hacer nada y dejar que la enfermedad avanzara. Disfrutaba mucho del yoga, así que debería haber participado en lo que pudiera y no preocuparme por lo que no podía hacer.

El segundo consejo es que el yoga no tiene por qué practicarse a alto nivel, como muchos se imaginan. Creo que cuando mucha gente piensa en yoga, se imaginan a mujeres contorsionándose por todas partes y básicamente levitando. No hay que hacer equilibrios sobre un dedo para ser un yogui. De hecho, incluso aunque no puedas levantarte de la cama, existen posturas de yoga que se pueden practicar en esa posición, como la postura de la mariposa. Muchas posturas no requieren que estés en buena forma física, ni siquiera una colchoneta.

Obtuve la certificación de profesora de yoga cuando terminé ese curso, justo después de la cirugía. Hoy en día no solo enseño, sino que he creado clases enfocadas a mujeres con endometriosis. Aparte del yoga, también me gusta montar en bicicleta y boxear. La endometriosis a veces genera rabia y frustración en mi interior, como ocurre con todas las personas con la enfermedad, y he descubierto que la serenidad del yoga es lo mejor para controlar esa rabia.

Pero pedalear por senderos con la bicicleta o dar unos cuantos puñetazos de vez en cuando tampoco está de más.

La endo quiere controlar tu cuerpo y tu mente. No se lo permitas. Encuentra ejercicios que te hagan sentir bien física y mentalmente, y hazlos con regularidad.

Tanto si se trata de un entrenamiento muy suave como de uno intenso, haz algo para mantenerte activa. Todo ayuda.

11

PÍLDORAS ANTICONCEPTIVAS

Por su nombre, o por lo que te hayan enseñado tus padres, la religión o las clases de educación sexual, es posible que pienses que las píldoras anticonceptivas solo tienen una finalidad: evitar el embarazo.

En realidad, la función principal de estas pastillas es anular la ovulación (cuando los ovarios liberan los óvulos) y, por lo tanto, impedir el embarazo de forma secundaria. Así que se recetan más a menudo a quienes son o planean ser sexualmente activas.

Pero esa no es su única indicación.

He recetado pastillas anticonceptivas —«la píldora», como se conocen— a jóvenes sexualmente inactivas. A veces tienen tan solo doce o trece años y no tienen intención de mantener relaciones sexuales en años.

La prescribo porque sé que las chicas padecen endometriosis y necesitan aliviar los síntomas, y la píldora puede proporcionarlo. La píldora es un medicamento hormonal no invasivo que regula la menstruación y reduce el efecto del estrógeno en el útero.

Tomar la píldora puede disminuir el sangrado durante el periodo. También el dolor causado por los cólicos menstruales. Puede hacer que tengas menos periodos o acortar su duración, lo que a su vez disminuye el sangrado y el dolor.

Algunos padres de chicas que pueden tener endo, o ellas mismas, seguirán diciendo que de ninguna manera considerarán la píldora como una opción debido a sus creencias religiosas. Y es respetable.

Ningún médico te va a obligar a tomarla. La única reflexión que haría antes de descartarla por completo es considerar con qué intención se va a tomar.

En este caso, el motivo de la prescripción no guarda vínculo alguno con las relaciones sexuales. Se receta para que puedas ir a la escuela, al trabajo, practicar deporte y otras actividades, y para que puedas seguir relacionándote normalmente con tus amistades sin que la enfermedad cause más estragos en tu vida. Nadie en todo el planeta, aparte del médico, tus padres y el farmacéutico, sabría que te la han recetado.

La píldora no hará desaparecer la enfermedad ni evitará que se extienda. Pero sí puede reducir el tamaño de un quiste ovárico o ralentizar el proceso de crecimiento del tejido endometrial (porque la píldora reduciría la cantidad de estrógenos que produce tu cuerpo). Sirve como un supresor de la endo, al igual que otros métodos (dieta, ejercicio, etc.), para que te sientas lo suficientemente bien como para poder hacer las cosas que necesitas y quieres hacer mientras eres joven. Tomar la píldora para la endo no es muy diferente de alguien que toma paracetamol para la migraña. Si el dolor de cabeza persiste, el paracetamol puede proporcionar un alivio temporal, mientras se intenta dilucidar la raíz del problema para abordarlo.

La píldora no le funciona a todo el mundo, por lo que tú y tu médico tendréis que controlar cómo te afecta en cuanto te la receten. Primero la tomarás solo mientras tengas la regla. Si eso no alivia el dolor, la tomarás cada día. La píldora no crea adicción, como sí pueden hacerlo otros fármacos, así que no debes preocuparte por eso. Sin embargo, podría no reducir ninguno de tus síntomas, lo que podría significar que el tejido está ya tan profundamente extendido que necesitarías un tratamiento distinto. La píldora también puede provocar efectos secundarios indeseables, como el aumento de peso o depresión, por lo que el seguimiento es esencial.

Ya has leído algunas historias de varias de mis pacientes a quienes la píldora no les funcionó. A otras les funcionará. Existen diferentes tipos y marcas de píldora, por lo que puede que haya que experimentar un poco para averiguar qué es lo que mejor se adapta a tu caso.

Miranda, cuya historia de empoderamiento has leído, tenía dieciséis años cuando sufrió un dolor de espalda que, según su médico, estaba causado por quistes ováricos. Los quistes, según ella, se desvanecieron solos, pero el dolor de espalda siguió afectándola. Su familia también tenía antecedentes de endometriosis.

«El dolor nos alarmó porque mi madre tenía endo y tuvo que someterse a una histerectomía hace siete años», dijo Miranda. «Y mi tía, la hermana de mi padre, la sufrió hace mucho tiempo. Su caso fue realmente grave. Acabó estéril y aún hoy arrastra complicaciones».

Sospechando que la causa del dolor de espalda podía ser la endo, el médico de Miranda le recetó la píldora con la esperanza de que le proporcionara algún alivio. Pero su madre sabía que, dada la prevalencia de la enfermedad en la familia, la píldora no resolvería el problema de fondo. Fue entonces cuando la familia se puso en contacto conmigo y operé a Miranda. Después de la operación, le receté anticonceptivos para que su cuerpo descansara de las menstruaciones. Sirvió para el propósito para el que fueron prescritos.

«Está funcionando», dijo Miranda. «Evita la ovulación y mis periodos, y no tengo ningún dolor». Miranda dijo que la píldora no era un problema ni para ella ni su familia. «No lo vemos como algo malo», dijo Miranda. «Además, no soy sexualmente activa; la utilizo únicamente para otros fines médicos. Así que no supuso un dilema para mí ni para mi familia, en absoluto».

Quería hacer un último apunte sobre la finalidad de la píldora y el embarazo desde una perspectiva que mucha gente no tiene en cuenta: la endometriosis es la principal causa de infertilidad en las mujeres. He tenido innumerables pacientes que no han podido quedarse embarazadas, que han gastado cientos de miles de dólares en tratamientos de fertilidad o que han sufrido abortos espontáneos como consecuencia de esta patología. Pero, después de la cirugía para eliminar el tejido dañino, la mayoría de ellas pudieron tener hijos. Por lo tanto, si tomar la píldora en la adolescencia puede ralentizar la evolución de la enfermedad y evitar que se extienda a lugares como los ovarios y las trompas de Falopio hasta que seas mayor y estés en un mejor momento para la cirugía, tomar la píldora a una edad tan temprana podría ser la causa por la que sigas fértil y seas capaz de tener hijos más adelante. En ese caso, la píldora no habría funcionado como elemento disuasorio del embarazo, sino como catalizador del mismo.

Me llamo Kim

«Tienes que escuchar a tu propio cuerpo y,
si la píldora puede ayudarte, deberías considerar
darle una oportunidad».

En diez años pasé por tres gastroenterólogos, cuatro dietistas, un naturópata, dos ginecólogos, dos TAC, dos colonoscopias, dos especialistas en dolor, un psiquiatra, dos psicólogos, una endoscopia, una sigmoidoscopia, seis ecografías, una resonancia magnética y cuatro visitas a urgencias.

También hubo numerosos análisis de sangre, visitas al médico, prescripciones de medicamentos, pruebas de embarazo, pruebas de orina, pruebas de enfermedades de transmisión sexual e incontables pinchazos, todo mientras me decían que era psicosomático, por el estrés o por mi alimentación, y que todo era por mi culpa.

Y no puedo olvidar las infecciones renales, urinarias y bacterianas, junto con la diarrea, el estreñimiento, la disminución del apetito, la pérdida de peso, las hemorragias rectales, los calambres, las náuseas, los gases, la hinchazón, la depresión, la ansiedad, las menstruaciones abundantes acompañadas de fuertes dolores, el dolor que bajaba por las piernas, el dolor antes, durante y después de orinar, el dolor antes, durante y después de defecar, el dolor durante las relaciones sexuales, el dolor cuando comía, el dolor cuando no comía y el dolor cada dos por tres de cada día y sin motivo.

Alucinante, ¿verdad?

Esto era lo normal para mí antes de que el doctor Seckin me operara. En realidad, esto es lo habitual para muchas pacientes de endo, incluyendo aquellas cuyas historias has leído hasta ahora. Quería que lo vieras todo en una lista para que te hicieras una idea. Espero que tus síntomas no hayan llegado a tal punto, que ni siquiera se acerquen.

Lo único que me ayudó constantemente durante esos diez años y sigue ayudándome hoy en día después de la cirugía es la píldora. Tuve la suerte de que mis padres se mostraran abiertos a que tomara anticonceptivos, pues comprendían que sus aplicaciones medicinales iban más allá de la prevención del embarazo. La parte del embarazo me daba igual, ya que no era sexualmente activa. Tenía catorce años cuando me la recetaron por primera vez para mis menstruaciones dolorosas, y funcionó. Era una dosis baja que me permitía ir a la escuela, participar en las actividades extracurriculares y hacer cosas con mis amigos. Al principio me recetaron cuatro o cinco tipos diferentes para ver cuál funcionaba mejor en mi cuerpo. Dejé una que estaba tomando para ver si la hinchazón que sentía era un efecto secundario de la píldora o no. También probé una que me hacía dejar de tener la menstruación, pero decidí que era demasiado antinatural. Finalmente, me decanté por una con menos efectos secundarios y decidí interrumpir la menstruación cada dos meses para reducir los síntomas. El dolor era más intenso los seis meses que tenía la regla, pero no llegaba a impedirme vivir mi vida.

Cuando estaba en el instituto, tenía algunas amigas cuyo periodo era realmente doloroso. No sé si sufrían de endo o no, pero lo pasaban mal cada mes. Cuando les dije que a mí me pasaba lo mismo, pero que estaba bien ahora que tomaba la píldora, se quedaron sorprendidas.

«Dios mío», me decían. «Mis padres nunca creerían que esa es la razón por la que la quiero tomar. Tendría que conseguirlas sin que lo supieran».

Y algunas lo hicieron. Eran buenas chicas, pero no les quedaba otra para sobrevivir.

Si eres padre de una niña con síntomas de endometriosis y un médico te sugiere que pruebe la píldora, creo que deberías darle una oportunidad. No tiene nada que ver con el sexo. Nada. Tiene que ver con que tu hija pueda funcionar día a día, y la píldora es una de las soluciones más sencillas, personales y no invasivas que existen. Puede que no le funcione una vez que la pruebe, y podrá darse cuenta bastante rápido por cómo reacciona su cuerpo. Si ese es el caso, querrá dejar de tomarla y probar otra cosa, pero creo que vale la pena intentarlo.

A las chicas que sufren tanto dolor como la mayoría de las mujeres que aparecen en este libro cuando eran adolescentes, y que intentan desesperadamente encontrar alguna forma de detenerlo, les digo lo siguiente: si tus padres se niegan a que tomes la píldora y no te ofrecen ninguna otra solución, y si te dicen que tu dolor es normal y que forma parte de tu condición de mujer, haz todo lo que puedas para exponer tu caso con hechos, estadísticas e historias como la mía, las cuales podrían influir en sus opiniones. Si aun así no te escuchan, te sugeriría que visitaras a un médico o acudieras a una clínica y pidieras la píldora por ti misma.

Esa es mi opinión, y sé que puede sonar controvertida; no soy nadie para defender que alguien actúe a espaldas de sus padres. Pero sé cómo son el dolor y otros síntomas.

Y decenas de millones de mujeres de todo el mundo también lo saben. E incluso hay más mujeres y hombres que no tienen ni idea de cómo son porque no han tenido ni tendrán nunca esta enfermedad. Pero no puedes escuchar a esas personas si te van a negar un tratamiento efectivo por su ignorancia sobre el tema. Tienes que escuchar a tu propio cuerpo y, si la píldora puede ayudarte, deberías considerar darle una oportunidad.

Yo tomo la píldora desde que me operaron y sigo sin tener una de cada dos menstruaciones. Mi dolor menstrual es prácticamente inexistente. Cuando siento algo, es fácilmente soportable. Dado que la endometriosis es una enfermedad crónica, es cierto que puede volver a desarrollarse. La esperanza es que si sigo tomando la píldora, a la que mi cuerpo ha sido receptivo desde los catorce años, cualquier tejido endometrial que intente volver a crecer lo hará a paso de tortuga y no me afectará de forma tan evidente como lo hizo durante los últimos diez años.

12

LA CIRUGÍA DE ESCISIÓN ES INSUPERABLE

¿Recuerdas mis cuatro pasos para determinar con seguridad si tienes endometriosis? Son el examen clínico, las pruebas (como una ecografía o una resonancia magnética), la cirugía y la observación del tejido bajo el microscopio. También presto mucha atención al historial clínico de la paciente.

En los casos más avanzados de endometriosis, al final de nuestra primera consulta ya tengo una buena idea de si una paciente padece la enfermedad o no. Incluso la forma en que una paciente con endometriosis avanzada entra en la sala, toma asiento en la silla frente a mí o cambia de postura varias veces durante nuestra conversación son datos característicos. En otras palabras, puedo «ver» el dolor de una paciente con endometriosis avanzada. Lo confirmaría cuando ella me contara sus síntomas y cualquier evidencia de su dolor y malestar. El examen clínico y las pruebas lo corroborarían.

Sin embargo, es más difícil de diagnosticar, al menos inmediatamente, en mujeres jóvenes y niñas. En la adolescencia, la inflamación asociada a la endometriosis es todavía bastante reciente y los tejidos cicatrizados aún no se han endurecido.

En consecuencia, un examen pélvico no confirmaría la enfermedad debido a la consiguiente falta de sensibilidad. Además, como puede tratarse de la primera vez que acude al ginecólogo, la paciente puede no sentirse tan cómoda con un examen pélvico y una ecografía endovaginal. Por lo tanto, podría ser difícil saber si las molestias de un examen manual se deben o no a la enfermedad. No obstante, es fundamental que las mujeres jóvenes sean conscientes de la posibilidad de que no solo podrían padecer esta enfermedad, sino que podrían requerir una intervención quirúrgica.

Así pues, ¿por qué no eliminar inmediatamente el tejido dañino mediante la cirugía en lugar de intentar experimentar con la nutrición o los ejercicios, o recurrir a los anticonceptivos? Por varias razones. En primer lugar, el cuerpo de una persona joven no debe someterse a una intervención quirúrgica si hay métodos menos invasivos que controlan los síntomas. En segundo lugar, la cirugía conlleva riesgos y complicaciones. Es importante confirmar que el dolor es continuo y no tomar una decisión precipitada de seguir un tratamiento quirúrgico. La paciente debe agotar todas las opciones de gestión de los síntomas antes de acabar en el quirófano. Si un especialista determina que la cirugía es necesaria, quiero que conozca las diferentes opciones de cirugía, porque no todas las indicadas para esta patología son iguales. De hecho, son muy diferentes. Algunas, de las que hablaré en el siguiente capítulo, pueden tener resultados devastadores a largo plazo. La cirugía laparoscópica de escisión profunda, que es lo que yo llamo el «estándar de oro» de la endocirugía y es el único método que utilizo, me permite realizar la cirugía de la manera más precisa posible. Utilizo tijeras frías para cortar literalmente el tejido endometrial (las tijeras calientes utilizan energía eléctrica, mientras que las frías son manuales). A continuación, reparo los órganos a los que se ha adherido el tejido, como los ovarios, el intestino y la vejiga. Dado que la endometriosis deforma los órganos pélvicos de la paciente, es imprescindible restaurar la anatomía desfigurada.

La reconstrucción consiste en una manipulación meticulosa de los tejidos, un control preciso de las hemorragias y una sutura ingeniosa. Esta pericia se consigue con años de experiencia. Necesitamos desesperadamente más cirujanos en este país y fuera de él que puedan realizar este tipo de operaciones; cuantos más médicos puedan, mejor será para las mujeres de todo el mundo.

Yo conocí este método hace más de treinta años, pero pocos cirujanos saben hoy en día cómo hacerlo. Requiere mucho estudio, conocimiento, tiempo, precisión, destreza y paciencia, todo lo que a menudo puede entrar en conflicto con la forma en que están diseñados nuestros sistemas educativos y sanitarios actuales. A muchos médicos se les enseña a ser expeditivos, a que los pacientes entren y salgan lo antes posible. Las compañías de seguros incluso lo exigen. Aunque la cirugía laparoscópica de escisión profunda no requiere necesariamente una larga estancia en el hospital, y aunque sea una cirugía segura, no es rutinaria y no puede realizarse a la ligera.

Cuando digo que es «laparoscópica», significa que utilizo un instrumento conocido como laparoscopio, un tubo largo y fino con una lente telescópica, múltiples fuentes de luz y una pequeña cámara de vídeo. Todos los instrumentos que utilizo, incluido el tubo, se introducen mediante una diminuta incisión en el ombligo de la paciente, de no más de cinco a diez milímetros de longitud, mientras la paciente está anestesiada. Se pueden hacer algunas incisiones similares en la misma zona. Las incisiones que hago son muy pequeñas; una de ellas, por ejemplo, atraviesa el ombligo y es tan diminuta que deja una cicatriz apenas visible. El instrumental es una prolongación de mis manos. Frente a mí, al otro lado de la paciente, hay un gran monitor que me permite ver con claridad los órganos internos. Mientras miro el monitor, muevo el instrumento meticulosamente para cortar cada parte del tejido dañino con las tijeras.

Una operación dura una media de tres a cuatro horas y, a veces, hasta cinco o diez. Dada su complejidad, pocos cirujanos han recibido la instrucción necesaria o quieren dedicar su tiempo a formarse para realizar este procedimiento.

La cirugía laparoscópica de escisión profunda elimina el tejido endometrial de raíz de todos los órganos, como si se tratara de «mala hierba». Otra forma de describirlo a mis pacientes es mediante la comparación con un iceberg: imagínate la parte emergida (la endometriosis) de un iceberg (un órgano del cuerpo). Si recorto la parte del iceberg que puedo ver fuera del agua —lo que hacen otros tipos de cirugía—, puede parecer que lo he eliminado todo, pero el fragmento más grande y denso del iceberg permanece bajo el agua, para seguir creciendo. La cirugía de escisión profunda elimina permanentemente todo el iceberg y proporciona el mayor alivio posible del dolor.

El período de recuperación de la paciente varía, aunque la mayoría de ellas se van a casa en veinticuatro horas. El tiempo que no puede ir a clase o al trabajo puede variar de una semana a un mes; cada persona es diferente.

Nunca puedo prometer a una paciente que su dolor se reducirá a un nivel específico; ningún médico puede garantizar un resultado preciso. Pero la mayoría encontrará que el dolor se ha reducido de forma tan considerable que puede recuperar su vida rápidamente. Si no desaparece tanto como se espera o se desea, podría ser necesaria otra intervención quirúrgica. A veces el tejido endometrial es tan profundo o está tan extendido que no puedo extirparlo de una vez, por miedo a dañar los nervios o por lo que se conoce como «fatiga del cirujano»; nueve o diez horas es el tiempo máximo para una operación. En caso de necesitar mucho más tiempo, sería necesaria una segunda cirugía.

Así que ahora ya sabes lo que hago y lo que creo que todo cirujano que intervenga en este tipo de operaciones debería hacer, si la cirugía es necesaria. Pero si todavía hay tantos profesionales que no saben lo que es esta enfermedad, ¿qué posibilidades hay de que te recomienden este tipo de cirugía que tan pocos médicos controlan? Prácticamente ninguna. Lo que significa que si te sugieren operarte, normalmente va a ser mediante un tipo de cirugía que yo no recomiendo en absoluto, como leerás en el próximo capítulo.

Me llamo Rachel

«Ahora, mis peores días son mejores que mis mejores días antes de la operación».

Estaba en el primer año del instituto, tenía diecisiete años y era Halloween. Mis amigas y yo íbamos a ir al instituto disfrazadas de jugadoras de fútbol americano y queríamos hacernos unas fotos en el pasillo antes de la clase. Ellas lo hicieron, pero yo no pude.

Me quedé agachada en un rincón del pasillo, llorando, con el cólico menstrual más intenso que jamás había sentido. Después de varios minutos, por fin pude levantarme del suelo y arrastrarme hasta la enfermería. Allí me dieron un ibuprofeno y me enviaron a clase. Cuando pasadas unas horas vi que no me hacía efecto, llamé a mi madre para que me recogiera.

«¡No sé qué hacer!», grité. «No me puedo levantar».

«Puedo ir a buscarte —me dijo mi madre—, pero entonces no podrás salir esta noche». ¿No salir en Halloween? Eso no iba a suceder. Fui cojeando a una farmacia durante el almuerzo y compré más ibuprofeno. Me metí cuatro en la boca, volví a la escuela y seguí adelante.

A partir de ese día, los dos primeros días de mi periodo cada mes eran agotadores. Todas las mujeres y los médicos me decían que era «normal». ¿No poder caminar era normal? ¿Despertarme en la cama y encontrarme la ropa y las sábanas manchadas de sangre era normal? Parecía imposible, pero ¿cómo podían estar todos equivocados?

Como muchas chicas con esta enfermedad que no saben lo que les pasa, estudié, trabajé y me relacioné con el dolor, ocultándolo en todo momento. Afectaba negativamente a mis notas, mi trabajo y mis relaciones, y lo peor era que nunca podía explicárselo a nadie. Porque nadie podía explicármelo a mí.

Cuando tenía veintiún años, vi un anuncio de televisión sobre la endometriosis. Nunca había oído esa palabra, pero los síntomas que describían parecían coincidir con los míos.

«Mamá, creo que esto es lo que tengo», le dije.

«No, estoy segura de que no lo tienes», dijo ella rápidamente.

Mi madre y mi padre son mis pilares. Son personas sensibles, compasivas y cariñosas. Además, ¿cómo podía creer más a un anuncio que a mis médicos, los cuales insistían en que los síntomas que padecía no eran nada fuera de lo normal? Dado que desconocía el origen del dolor que sufría, entendía el razonamiento de mis padres. Así que continué tomando ibuprofeno, que a veces funcionaba y a veces no.

Cuando tenía unos veintitrés años, aparecieron más síntomas, como dolor en la parte baja de la espalda, las piernas y el estómago. Cuando se lo conté a mi ginecólogo, volvió a utilizar la palabra *normal*, me dijo que aumentara la dosis de ibuprofeno a seis pastillas por toma y se fue de la sala.

Sí, seis a la vez.

Una dosis tan elevada a la vez me provocaba úlceras de estómago, así que dejé de tomarlas. Cuando el dolor de estómago continuó, me diagnosticaron celiaquía. Por esa misma época, mi periodo pasó de ser espantosamente doloroso de dos a cinco días al mes, a veces incluso más. Acudí a otro ginecólogo, una mujer en esta ocasión, confiando en que ella lo resolviera. Su solución fue recetarme un frasco gigante de Percocet, un analgésico opioide. Sabía que el Percocet era, por desgracia, un fármaco altamente adictivo, pero me dijo que era tomar eso o nada. Elegí lo segundo.

Durante los dos años siguientes tuve que seguir una dieta sin gluten, me recetaron medicamentos para las náuseas, sufrí movimientos intestinales dolorosos y fuertes migrañas, y acabé en la sala de urgencias dos veces por lo que los médicos diagnosticaron como infecciones renales. Los síntomas de una infección renal son similares a los de la endometriosis, pero no tenía los riñones afectados. Más tarde me enteré de que ese era un diagnóstico habitual para aquello que no podían diagnosticar de forma más acertada.

Todo esto me llevó a la depresión y la ansiedad. Cuando estaba a punto de tener la regla cada mes, sabía el infierno que me esperaba. Y cuando llegaba, era una tortura. No podía soportarlo más. Volví a mi ginecóloga, decidida a convencerla de que algo iba muy mal. Le hablé de aquel anuncio que había visto cinco años antes.

«Creo que tengo endometriosis», le dije.

Se lo pensó un momento y luego dijo dos palabras que, por primera vez en diez años, me dieron esperanza y me hicieron creer que me tomarían en serio.

«Es posible», afirmó.

Me recetó píldoras anticonceptivas, que regularían mi ciclo menstrual y, con suerte, aliviarían el dolor, pero no funcionaron. Fue entonces cuando sugirió la cirugía y me recomendó al doctor Seckin.

Poco después de mi encuentro con él, convencido de que padecía la enfermedad, me operó y extirpó cuarenta fragmentos con posible tejido endometrial. Cuarenta. Y treinta y ocho de ellos dieron positivo en el análisis de endometriosis. También tuvo que extirparme el apéndice porque estaba prácticamente infestado por el tejido.

«No os podéis ni imaginar la agonía que ha sufrido todos estos años», les dijo a mis padres después de la operación.

Cuando salí del hospital al día siguiente de la intervención y el doctor vino a verme por segunda vez, rompí a llorar. Mientras me abrazaba me dijo que no llorara, pero no pude evitarlo. Eran lágrimas de felicidad. Ya me sentía mejor que en una década. Sabía que me había devuelto la vida.

Por favor, ten siempre presentes mis mensajes. No tienes que viajar a Nueva York o hasta Estados Unidos para visitar al doctor Seckin; hay otros médicos que hacen lo mismo. Puede que ni siquiera necesites cirugía, especialmente si eres muy joven y tus síntomas acaban de empezar.

Pero debes saber dos cosas: nadie puede ayudarte hasta que tengas un diagnóstico adecuado y, una vez diagnosticada, debes conseguir el tratamiento idóneo. En mi caso, después de diez años, el tratamiento adecuado fue la cirugía. Y no una cirugía cualquiera, sino una cirugía laparoscópica de escisión profunda.

Ojalá hubiera conocido la existencia de esta patología hace diez años. Ojalá mi pediatra o mi enfermera del colegio o mi ginecólogo o mi madre o mis amigos hubieran sabido más. Hoy les hablo a mis amigos de la endo y la mayoría de ellos todavía no saben lo que es. Nadie debería decirte nunca que un dolor agudo es normal. Nadie debería decirte nunca que forma parte de convertirse en mujer. Y ningún médico debería recetarte fármacos adictivos.

Una vez que sepas que lo que tienes es endo, no pienses que todas las cirugías son iguales, porque no lo son. Algunas podrían perjudicarte más que ayudarte. También debes saber que probablemente nunca dejarás de sentir dolor por completo porque la endometriosis es una enfermedad crónica. Pero la persona que era antes de la cirugía y la persona que soy hoy no son comparables. Ahora, mis peores días son mejores que mis mejores días antes de la operación. Cuando siento dolor ahora, es manejable. Ya no tengo que preocuparme por no poder hacer algo por impedimento físico.

Los planes que hago con los amigos y la familia ya no son provisionales. En otras palabras, vuelvo a vivir mi vida, como me merezco. Y tú mereces lo mismo. No lo dudes nunca.

13

¿DE QUÉ TE SERVIRÁ LA CIRUGÍA LÁSER?

Para algunos cirujanos, utilizar un láser para tratar la endometriosis es como jugar a un videojuego. Su herramienta quirúrgica emite energía eléctrica o lumínica de manera superficial sobre las partes más externas del tejido endometrial (siguiendo con la analogía del iceberg, lo que «emerge del agua») y va quemando esas partes. El tejido que no pueden ver (lo que se queda «bajo el agua») permanece ahí. En estos casos, los resultados son en gran medida devastadores para la paciente, que sentirá que los síntomas reaparecen en cuanto el tejido empieza a crecer de nuevo. Además, es probable que la paciente sufra aún más dolor debido al tejido cicatricial provocado por el láser.

Existen dos métodos de láser que los médicos utilizan hoy en día para eliminar los tejidos de la endometriosis y que yo no apoyo: la fulguración eléctrica (también conocida como cauterización) y la cirugía de ablación con láser. La fulguración eléctrica utiliza el calor de una corriente eléctrica para destruir el tejido, pero este procedimiento lo carboniza, lo vuelve negro. En consecuencia, solo crea cicatrices adicionales, en lugar de eliminar por completo el tejido dañino.

Para el segundo método, la cirugía de ablación con láser, en lugar de electricidad, se utiliza energía luminosa. Este proceso también se denomina cirugía de vaporización por láser.

La energía luminosa calienta las células y las vaporiza. Aunque este procedimiento parece más limpio que la fulguración eléctrica, el tejido enfermo permanece bajo la superficie. De nuevo, este método solo trata la punta del iceberg.

Voy a ser lo más directo posible: si tu médico te sugiere tratar la endo mediante cirugía laparoscópica con ablación láser o fulguración eléctrica, sal corriendo por la puerta a toda velocidad. O, para ser más educada, dile: «Gracias, pero no creo que ese tipo de cirugía sea para mí». Y luego sal corriendo por la puerta tan rápido como puedas.

También quiero ser igual de claro con respecto a un tercer método: la cirugía laparoscópica con láser de dióxido de carbono (CO_2) de bajo voltaje. Este es similar a la cirugía de escisión que realizo con tijeras frías. Sin embargo, por muchas razones, este método no es tan preciso como las tijeras frías, ya que dejará algún tejido quemado que inadvertidamente podría llegar a perforar órganos importantes. Además, dado que no hay respuesta por parte del tejido (sensación del tejido), no se puede manejar el rayo láser de la misma manera en que se maniobran las tijeras con la mano. Como resultado, puede quedar una parte importante de tejido endometrial, lo que implica un tratamiento incompleto. En mi opinión, el método de CO_2 es una opción viable cuando la cirugía laparoscópica de escisión profunda no está a tu alcance.

Solo hay que tener en cuenta que muchos médicos que dicen que pueden operar mediante cirugía laparoscópica, sin especificar si es con tijeras frías, fulguración eléctrica, ablación con láser o cirugía de CO_2, se refieren en general a la cirugía de fulguración eléctrica.

Paso a detallar algunos de los principales inconvenientes que he mencionado acerca de la cirugía de fulguración eléctrica. En primer lugar, debido a que este tipo de cirugía no puede llegar a la raíz del tejido dañino, este seguirá estando en el interior de las partes afectadas. Si una planta de diente de león fuera el tejido endometrial, utilizar este tipo de cirugía sería como eliminar la parte de la flor amarilla de la planta sin arrancar todo el tallo y esperar a que la flor amarilla no vuelva a aparecer. Mientras la raíz esté ahí, el tallo seguirá creciendo y extendiéndose.

En segundo lugar, el tejido cicatrizado que deja la cirugía de fulguración eléctrica puede provocar un dolor tan intenso como el causado por la propia patología.

Mediante la fulguración eléctrica, el cirujano intenta deshacerse de una inflamación (el tejido endometrial) con una quemadura, que es una inflamación en sí misma. El procedimiento dejará tejido quemado, o inflamado, sobre el tejido ya inflamado.

A veces, inmediatamente después de la cirugía de fulguración eléctrica la paciente disfruta de un breve respiro, sin sentir dolor, pero no siempre. E incluso si así ocurre, en determinados casos puede volver un dolor aún más intenso. Diría sin temor a equivocarme que seis de cada diez pacientes que acuden a mí se han sometido al menos a una operación de ablación con láser o de fulguración eléctrica, aunque la mayoría de ellas han tenido que hacerlo varias veces debido a la inexperiencia de sus cirujanos.

Lynn empezó a tener menstruaciones dolorosas cuando tenía once años. A los quince años los dolores diarios le impedían asistir a sus clases y salir con sus amigos los fines de semana. Cuando cumplió dieciséis, se sometió a tres cirugías de fulguración eléctrica en diez meses. La primera fue para extirparle un quiste y parte del ovario izquierdo.

«Me recuperé rápidamente y no tuve dolor ni sentí presión durante dos semanas, pero luego todo volvió a aparecer», cuenta Lynn. «Un TAC reveló la rotura de un quiste. Una resonancia magnética demostró que sufría de endometriosis profunda. Me enviaron a un especialista, que me operó por segunda vez. Tres semanas después de la operación estaba tan hinchada que parecía embarazada. Llegué a un punto en el que no paraba de sangrar. Tomé un analgésico opioide, y no hizo efecto». La tercera operación de Lynn la llevó a cabo su ginecólogo.

«En realidad, eso empeoró mucho los síntomas», dijo. Finalmente, me sometieron a una cuarta operación tres meses después. Sería la última. «Lo peor de todo es que el especialista que me operó por segunda vez me dijo que lo había extirpado, pero yo vi las fotos después de la operación y pude ver las quemaduras. Cuando le pregunté y le dije que el dolor había vuelto, insistió en que había extirpado el tejido y que no podía haber reaparecido. Me dijo que estaba deprimida y que necesitaba fisioterapia».

Nadie, y menos una niña de dieciséis años, debería tener que someterse a cuatro operaciones en trece meses cuando una sola operación podría haber aliviado su dolor.

«Pienso llamar al especialista algún día para contarle la operación que me hizo el doctor Seckin», dijo Lynn. «Seré respetuosa y no lo haré por despecho. Solo necesito informarle más sobre esta enfermedad para que, con suerte, no haga pasar por esto a otra chica ni dude de ella cuando diga que le duele».

Si has probado remedios a corto plazo que no funcionan, como la píldora anticonceptiva, una nueva dieta, ejercicio o medicación, la cirugía puede ser la mejor opción. Si es tu caso, la primera opción debería ser la cirugía laparoscópica de escisión profunda con tijeras frías.

La segunda opción debería ser la cirugía con láser de CO_2 de bajo voltaje. Y se debería descartar por completo la fulguración eléctrica o la cirugía de ablación con láser. Si el cirujano dice que va a «extirpar» el tejido endometrial, recuerda la historia de Lynn y pregunta cómo. Para mí, la extirpación significa cortar. Para otra persona, la escisión puede significar «eliminar» de la forma que elija, que podría ser con fulguración eléctrica o cirugía de ablación con láser. Y si crees que la fulguración eléctrica o la cirugía de ablación con láser es la única opción que tienes por el momento, sigue buscando. Vale la pena aguantar hasta encontrar la mejor de todas; lo agradecerás.

Me llamo Grace

«Créeme cuando te digo que no deberías someterte a este tipo de cirugía. Nunca».

Padecí intensos calambres el primer día de mi primera menstruación, y el dolor aumentó a medida que pasaban los meses. Vomitaba con frecuencia, me desmayaba y faltaba a clase. El tiempo que podía dedicar a las actividades escolares, a los deportes y a salir con los amigos era muy limitado. Mi madre me llevó a mi pediatra, que no estaba segura de lo que ocurría, pero sabía que algo no iba bien. Ella me remitió a una ginecóloga, que no estuvo de acuerdo con la evaluación de la pediatra.

«El dolor que sientes no es nada inusual para una niña de tu edad», dijo. Me recetó píldoras anticonceptivas y dijo que me pondría bien.

No fue el caso.

Ya en el instituto, con catorce años, volví a la misma ginecóloga.

Esta vez sospechó que podría sufrir endo, algo de lo que yo nunca había oído hablar, pero dijo que me operaría para averiguarlo y que la cirugía sería con láser. No recuerdo si se trataba de fulguración eléctrica o de ablación con láser, pero fuera cual fuera, afirmó que era «la mejor y única opción» para mí. Nos advirtió a mi madre y a mí de que podría necesitar otra operación con láser más adelante, ya que esta haría que dejara de sentir los síntomas solo durante un tiempo; según dijo, no debería sufrir dolor durante unos cinco años. No sabíamos qué otra cosa hacer, así que lo aceptamos.

Fue un gran error.

Después de la operación me dijo que tenía endometriosis y que me había quitado todo el tejido que había encontrado. No entendí que con «quitado» se refería a «quemado» y que probablemente había mucho más tejido que el láser no había conseguido eliminar. Un mes después de la operación, tenía más dolor que antes de la operación. Intenté volver a su consulta, pero se había mudado. Toleré el dolor todo lo que pude. Eso duró aproximadamente un año.

Volví a empezar con una nueva ginecóloga que, al igual que la anterior, dijo que la misma cirugía láser era la mejor opción. Todavía no sabíamos qué otra cosa hacer y pensamos que tal vez la anterior no lo había hecho bien.

Así que estuvimos de acuerdo y, al igual que después de la primera intervención, un mes después volví a padecer un dolor insufrible. No tenía ni idea de cómo dos médicos podían considerar aquello como la «mejor opción», pero ¿qué más podía hacer? Volví a verla y me colocó en el útero un DIU, un método anticonceptivo que reduce el flujo durante la menstruación. No funcionó. De hecho, me hizo sentir un millón de veces peor. Cuando intenté volver, descubrí que ella también se había mudado.

Empezaba a pensar que mi caso les aterraba tanto que se iban de la ciudad. Pronto no habría ginecólogos en kilómetros a la redonda.

Un año más tarde fui a una tercera ginecóloga, que me quitó el DIU, pero se negó a realizarme otra operación.

¿Por qué?

Creía que no la necesitaba.

¿Por qué no?

No creía que tuviera tanto dolor como yo afirmaba.

Dijo que pensaba que la única razón por la que me quejaba tanto era para conseguir medicamentos.

¡Sí! Me lo dijo a la cara. Pero la cosa no quedó ahí. Le dijo a mi madre que considerara apuntarme a un programa de rehabilitación para drogodependientes. ¡Pero si lo que tenía era endo, y no una adicción a ninguna sustancia! ¿Este era su diagnóstico como profesional?

Estaba muy enfadada y confundida. ¿Cómo podía alguien pensar eso de mí? Nunca había consumido drogas. El dolor que sentía era algo que no le desearía ni a mi peor enemigo, que en ese momento era aquella doctora. Y, sin embargo, se me acusaba de inventármelo para conseguir una medicación que no quería, para alimentar una adicción que no tenía. Y eso fue después de dos cirugías que, según me había dicho, eran las mejores soluciones, aunque en última instancia no habían hecho más que debilitarme.

Después de una extensa investigación con mi madre durante el año siguiente, encontramos al doctor Seckin, que extirpó veintiséis zonas afectadas con tejido endometrial con su método de escisión profunda por laparoscopia.

Hoy no tengo dolor y sé que si el tejido endometrial vuelve a crecer, tengo un médico con el que puedo contar. No sé por qué se permiten las cirugías de fulguración eléctrica y ablación por láser como tratamientos para la endometriosis. Desgraciadamente, cuando no conocemos la enfermedad, las chicas que padecemos dolor no sabemos qué hacer. Solo queremos que el dolor desaparezca y confiamos en nuestros médicos cuando dicen que es la mejor opción. Créeme cuando te digo que no deberías someterte a este tipo de cirugía. Nunca. Es increíblemente dolorosa. Incluso si hubiera continuado sin dolor durante los cinco años posteriores a la intervención, como el primer médico dijo que ocurriría, nadie debería tener que operarse cada cinco años. Tómate el tiempo necesario para encontrar a alguien que haga la cirugía de la manera correcta.

14

DE LA DEPENDENCIA A LA ADICCIÓN: LOS PELIGROS DE LA MEDICACIÓN PARA EL DOLOR

Los analgésicos no son una solución para la endometriosis y no deben tomarse bajo ninguna circunstancia.

Cuando me refiero a la medicación para el dolor, no estoy hablando de ibuprofeno o paracetamol o algo que puedas comprar sin receta. Me refiero a los opioides y otros fármacos altamente adictivos que se recetan a los pacientes hoy en día como si fueran caramelos y que pueden arruinar vidas.

Nunca te recetaría hidrocodona u oxicodona o morfina o fentanilo o cualquier tipo de medicamento adictivo, ni debería hacerlo ningún otro médico. Pero ocurre con demasiada frecuencia y ha contribuido en gran medida a la epidemia de opioides en algunos países. He atendido a niñas de doce años que han llegado a mi consulta por primera vez adictas a unos parches de morfina. ¿Quién en su sano juicio le da a una niña tan joven un parche de morfina y piensa que no pasa nada? He tenido pacientes con dolor que me suplicaban que les recetara sedantes hasta que pudiera operarlas porque otros médicos se los recetaban con anterioridad y consideraban que esa era la única opción para el dolor que sentían. Nada más lejos de la realidad.

Los opioides y otros fármacos adictivos se han convertido en elementos peligrosos para el tratamiento de la endometriosis porque muchos médicos no saben tratar la enfermedad de otra manera. En mi opinión, se trata de una cuestión de ética. Y, lamentablemente, los padres consienten y aprueban que sus hijas los tomen porque confían en los médicos y no quieren verlas sufrir. Estos medicamentos están diseñados para ser efectivos, pero cuando dejan de serlo, quienes los toman necesitan más y los médicos recetan más y más y más. Dudo mucho que estos médicos se planteen siquiera en qué medida esas niñas están siendo transformadas y abocadas a un siniestro final.

Amanda, a quien conociste en el capítulo sobre los síntomas, tenía diecisiete años cuando su médico le dijo que probara la fisioterapia para su dolor pélvico. Su médico le recetó diazepam como relajante muscular. Aunque el diazepam no es un opioide —se considera un sedante y no un analgésico—, está catalogado como una sustancia altamente adictiva. Todos los médicos lo saben. Sin embargo, a Amanda le dieron un frasco y le dijeron que lo tomara cada ocho horas, según necesitase.

«Siempre tenía una caja a mi disposición en todo momento», dijo. «Empecé a medicarme por la fisioterapia, pero como disponía de ello, se convirtió en algo que tomaba para el dolor en cualquier momento, especialmente cuando estaba fuera de casa, en la universidad. Mis padres incluso preguntaron a la doctora si estaba bien que lo hiciera, y ella dijo que no había problema porque era una dosis baja. Yo no diría que me hice adicta, pero no cabe duda de que tenía una dependencia. Sentía que había cosas que no podía hacer sin tomarlo. Se convirtió en una dependencia mental, un miedo a lo que pudiera pasar si no lo tomaba». Amanda lo tomó durante cinco años. Durante ese tiempo no se le había diagnosticado endometriosis.

«En el fondo, sabía que había algo malo en mí que la fisioterapia o los medicamentos no iban a arreglar», dijo Amanda. «Si no hubiera seguido hablando de ello, creo que el médico habría alargado el tratamiento con diazepam toda mi vida».

Cuando me encontró justo después de haberse graduado y le dije que estaba seguro de que tenía endo, optó por la cirugía y puso fin a su dependencia del diazepam.

«Estaba entrando en el mundo laboral y sabía que el diazepam no me convenía», dijo. «También acababa de ver un anuncio que decía que nadie debería tomar diazepam durante más de dos semanas. Pensé: "Bueno, yo llevo cinco años más que eso". Llegué a la conclusión de que, como ya sabía que tenía endometriosis, no había razón para seguir tomándolo. Lo dejé durante las semanas previas a mi cita con el doctor

Seckin. Tuve algunos dolores de cabeza y estaba preocupada por lo que pudiera pasar si no lo tomaba, pero al final todo salió bien. Sabía que era lo mejor para mí».

Afortunadamente, Amanda pudo dejarlo sin ayuda. Pero otras personas, especialmente aquellas chicas a las que se les recetan potentes opiáceos, no tienen tanta suerte. Por mucho dolor que tengas, sal de la consulta de tu médico si te dice que necesitas ese tipo de fármacos. No tendrán ningún efecto directo sobre la endometriosis. Y las consecuencias de la adicción que se puede desarrollar como resultado de tomarlos podrían arruinar tu vida y la de los que te quieren.

Me llamo Nicole

«En poco tiempo ya no tendrás el control,
aunque creas lo contrario».

Probablemente esperes una historia con un final feliz, tal vez algo sobre una chica a la que le recetaron fármacos para el dolor por la endometriosis, se volvió adicta, obtuvo ayuda, se operó con el doctor Seckin y ahora vive sin dolores más feliz que nunca.

Algo de eso es cierto, pero no todo.

Veintisiete años después de que me recetaran por primera vez hidrocodona, un fármaco opiáceo, sigo tomándolo. No debería hacerlo, no quiero hacerlo y no creo que lo haga dentro de unos meses, pero sigo trabajando en ello. Mi primera regla fue tan memorable como puede serlo una regla. Fue el día de Navidad, cuando tenía once años. Bonito regalo, ¿verdad?

En lugar de abrir regalos con alegría, me revolcaba en el suelo retorciéndome de dolor. Y empeoraba cada mes. Mi madre quería ayudar, pero no sabía cómo. Mis amigos no entendían cómo algo podía doler tanto. El equipo directivo de la escuela no entendía por qué cada mes, como un reloj, había que levantarme del suelo del baño y llevarme a un despacho para que mi madre pudiera recogerme y llevarme a casa. Era frustrante, vergonzoso y desesperante. Con trece años visité una ginecóloga, que me dijo que podía tener endometriosis. Era la primera vez que oía la palabra, y no dio demasiadas explicaciones más al respecto. Me recetó un analgésico suave y me envió a casa. Me operé por primera vez con láser a los dieciséis años, después de tres años más de dolor, pero no funcionó mejor que el analgésico. Fue entonces cuando mi médico me recetó hidrocodona. Y me enganché. Estaba enganchada porque hacía lo que se supone que debe hacer este tipo de fármaco: aliviarme el dolor. Dejé de sentir que me estaba muriendo todos los días. Pude ir a la escuela y tener una vida social. Todavía me dolía algo, pero no como antes. En pocas palabras, podía funcionar y eso era lo único que me importaba. Aunque no me di cuenta por entonces ni en los casi quince años siguientes, era adicta. Pero no en el típico sentido de adicción a las drogas. Yo no robaba pastillas ni vivía en la calle ni tomaba más de lo que necesitaba para aliviarme el dolor. Iba a la universidad y tenía un trabajo. Supongo que más que adicta, era dependiente de la droga. Creía que sin ella no podría vivir mi vida. Y como era la primera «solución» que se me ofrecía que realmente funcionaba, no pensaba que hubiera otro remedio. Los médicos incluso me enseñaron a usarla. «Tómala por adelantado», decían. «Adelántate al dolor. No esperes a tomarla cuando el dolor ya se haya manifestado». Seguí su consejo. Así me resultaba imposible saber si con el tiempo hubiera podido tolerar mejor el dolor, pues nunca le di la oportunidad. Recuerdo haber leído que el principal efecto secundario era la adicción, pero me daba igual. Lo único que me interesaba era poder trabajar, estar con la familia y los amigos, y vivir el día a día. Las posibles consecuencias no importaban. Fui más consciente de mi dependencia después de casarme. Tenía treinta y un años, y tendríamos dos hijos preciosos en los cinco años siguientes. No dejé el fármaco porque no quería volver a sentir el dolor, pero reduje considerablemente la dosis. Durante los embarazos lo dejé por completo, pero después de cada cesárea, ¿adivinas qué me recetaban mientras se curaban las heridas? Es evidente por qué la adicción a estos fármacos se había convertido en una epidemia.

Cuando nacieron mis hijos, supe que había encontrado mi propósito en la vida. Me convertí en una ama de casa que leía todos los libros sobre la crianza de los niños. Todo lo que hice y sigo haciendo hoy está dedicado a ellos. Cuando eran bebés los amamanté, les leí, les preparé comida para bebés y los eduqué. Visitamos museos, acuarios, zoológicos, playas, además de asistir a muchas reuniones familiares e irnos de vacaciones. Soy una voluntaria activa en su escuela. Mientras están en el colegio, me concentro en mi propia salud para tener la energía necesaria y ser la mejor madre posible. Trabajo como instructora de yoga. Hago ejercicio además del yoga. Medito. Rezo. Me alimento bien. Y, sí, todavía tomo hidrocodona. No porque quiera. No encaja con la persona en la que me he convertido. ¿Alguna vez has oído que un yogui que hace ejercicio, medita, es espiritual y se preocupa por su salud sea dependiente a los fármacos? Pero hace casi tres décadas se me inculcó que si no los tomaba, el dolor volvería. Y ahora, con mi vida tan dedicada a mis hijos, tengo un miedo descomunal a eso.

Esto es lo que te harán este tipo de fármacos. Claro que enmascaran el dolor físico, pero te destruyen mentalmente. Te provocan ansiedad y alteran el sistema nervioso. Te harán creer que no puedes vivir sin tomártelos. Si te quedas sin ellos, aunque sea por un breve período de tiempo, te encontrarás mal hasta que los vuelvas a tener. Hasta que puedas conseguir la siguiente dosis, te harán estar irritable y te provocarán temblores.

Y cuando la vida te sorprenda, con una muerte cercana, la pérdida del trabajo o cualquier otro acontecimiento negativo, te hundirás en una depresión mucho más profunda y oscura que si nunca lo hubieras tomado. En poco tiempo ya no tendrás el control, aunque creas lo contrario. La dependencia se convertirá en una carga pesada y secreta mientras te esfuerzas en ocultar tu consumo a los que te rodean. Y para los que conocen tu dependencia, esa sustancia se convertirá en tu identidad.

No me considero una víctima, aunque me pregunto cómo habrían sido las cosas si me hubieran ofrecido algo, cualquier cosa, que no fueran opiáceos cuando tenía dieciséis años. Pero he aprendido que nunca es demasiado tarde para cambiar el futuro. Dentro de unos meses, el doctor Seckin me operará. Se espera que, después de la operación, no vuelva a querer tomarlos más. Estoy tan entusiasmada con la perspectiva que mi objetivo es dejar de tomarlos por completo antes de la cirugía.

A todas las chicas que lean esto les digo lo siguiente: manteneos alejadas de este tipo de fármacos. Ni siquiera empecéis a tomarlos, por mucho que un médico intente convenceros. No los veáis como algo temporal para superar un momento difícil porque es muy probable que acabe siendo permanente, aunque no queráis. Hoy en día hay muchas otras formas de controlar el dolor de la endometriosis, formas que yo no conocía cuando era joven. No dejéis nunca de buscar esa solución correcta y saludable. El día de mañana siempre llegará algo mejor si le das una oportunidad.

15

EVITA LA LEUPRORELINA

La leuprorelina no es un narcótico, pero debe evitarse igualmente. Algunos médicos sugieren a las chicas que padecen un dolor importante o un sangrado abundante durante la menstruación que una posible solución es inducirles la menopausia. La menopausia sucede cuando los ovarios dejan de producir estrógenos y progesterona y ya no se menstrúa. Forma parte de la vida de una mujer que normalmente comienza cuando llega a los cuarenta o a los cincuenta años.

Entonces, ¿cómo inducirla?

Con la leuprorelina.

La leuprorelina es una hormona sintética que se inyecta bajo la piel y que te hace entrar en la menopausia antes de tiempo al bloquear la producción de estrógenos del cuerpo. Así que, aunque seas una adolescente, la leuprorelina engañará hormonalmente a tu cuerpo haciéndole creer que eres una mujer de mediana edad. La idea es que si se deja de producir estrógenos, el tejido endometrial dejará de crecer y el dolor disminuirá. Al inducir esta «pseudomenopausia» se provocarán los mismos efectos que siente una mujer que atraviesa la menopausia de manera natural, como los sofocos y los altibajos emocionales severos. Una cosa es esperar eso cuando se cumplen los cincuenta años, pero otra es experimentarlo cuando se es mucho más joven.

Muchas pacientes me han dicho que sus anteriores médicos les recetaron leuprorelina y casi todas ellas me han reconocido que fue una experiencia terrible. Afirmaban que a veces no detenía el dolor, pero que aun así, los efectos secundarios eran mucho peores que cualquier dolor que hubieran sentido. Una simple búsqueda en Google de «leuprorelina» te ofrecerá una gran cantidad de artículos, sitios web y grupos de redes sociales que se oponen rotundamente a este medicamento.

Pese a que la idea de forzar la aparición de la menopausia para detener el dolor de la endometriosis puede parecer tener algún sentido, no recomiendo este método.

Si no quieres seguir mi consejo, lee la historia de Jenna. No solo le recetaron leuprorelina, sino que sus médicos intentaron recetarle un analgésico fuertemente adictivo hecho de una combinación de hidrocodona y acetaminofén.

Me llamo Jenna

«Me sentía como una cobaya, como si todos los médicos estuvieran experimentando conmigo».

De pequeña, la danza era mi vida. Bailaba casi todos los días hasta hace unos nueve años, cuando cumplí once. Fue entonces cuando empezaron mis problemas de estómago. En lugar de bailar, me acurrucaba regularmente en el suelo de mi habitación por el dolor. Me hicieron una colonoscopia y una endoscopia, y los médicos determinaron que tenía síndrome del intestino irritable e intolerancia a la lactosa. También me dijeron que evitara el gluten y que probara una dieta vegana. Todo esto carecía de sentido tanto para mi madre como para mí, pero hice lo que me indicaron. A los trece años, el verano anterior a mi primer año de instituto, y tras dos años sin mejoría, fui a una ginecóloga. Me hizo otra colonoscopia y una endoscopia, en la que según ella no apareció nada, así que me diagnosticó algo completamente inesperado: depresión. Dijo que yo, una persona sociable, con muchos amigos, no quería ir a la escuela. Me recetó una extraña combinación de anticonceptivos, hidrocodona con acetaminofén y antidepresivos.

Afortunadamente, mi madre sabía lo que era la hidrocodona con acetaminofén y dijo que de ninguna manera iba a permitir que su hija de trece años tomara algo así, y menos aún antes del comienzo de la escuela.

Harta de todos los diagnósticos fallidos, mi madre me llevó en avión desde nuestra casa en Texas hasta California, para visitar a su antiguo ginecólogo. Confiaba en él y pensó que a estas alturas merecía la pena intentarlo. Inmediatamente sospechó que podía tener endo, y estaba en lo cierto. Me operó muy poco después con láser y me envió de vuelta a casa. Pero, a pesar de lo agradecidas que estábamos por tener un diagnóstico y su intento de tratamiento, la cirugía fue un fracaso. El dolor persistía. Más tarde acudí a una ginecóloga pediátrica de uno de los hospitales más respetados de Texas, donde me practicó tres cirugías con láser durante el año siguiente, y luego me sugirió que tomara leuprorelina. Mi madre no sabía mucho sobre la leuprorelina y los posibles efectos secundarios la asustaron al leerlos, pero cuando pidió la opinión de su ginecólogo en California, este coincidió con la doctora de Texas en que estaba bien. Así pues, a los catorce años entré en la menopausia. Me puse dos inyecciones, una dosis para un mes y otra para tres meses, y fue, con diferencia, la peor experiencia de mi vida.

Durante esos cuatro meses, la leuprorelina me produjo sofocos, dolores articulares, un ritmo cardíaco irregular, erupciones en todo el cuerpo, hipertensión, vómitos constantes y migrañas. También engordé veinte kilos en esos cuatro meses. Y lo peor, al menos para una chica de catorce años en el instituto: perdí mucho pelo. Cuando me lo lavaba en la ducha, caía en grandes cantidades. No tenía depresión cuando el ginecólogo me la diagnosticó a los trece años, pero entonces sí. Me sentía como una cobaya, como si todos los médicos estuvieran experimentando conmigo.

Volví a la ginecóloga pediátrica y le rogué que me quitara la leuprorelina. Su respuesta fue sorprendente: «¡Si no vas a seguir lo que considero que es esencial para tratar la endometriosis, tendré que echarte de la consulta!».

Nunca más volvimos a verla.

Conocimos al doctor Seckin cuando yo tenía dieciséis años, y me sometí a mi primera cirugía laparoscópica de escisión profunda. Era bastante joven para someterme a una cirugía de este tipo, pero con todo el tejido endometrial y cicatricial de las cirugías con láser, era necesario hacerlo. A veces, todavía siento algunos calambres fuertes, pero no es nada que no pueda manejar. Sinceramente, después de mi experiencia con la leuprorelina, no creo que haya nada que no pueda soportar.

Si alguien te receta analgésicos o leuprorelina, te recomiendo que no consideres ninguno de los dos. Quién sabe, para tanto dolor como tenía, igual sí que me hubiera vuelto adicta al acetaminofén y la hidrocodona.

¿Y la leuprorelina? Dejé de ser persona después de que me la inyectaran. Sé que puede ser difícil decirle que no al médico, sobre todo si no te ofrece otras alternativas, pero debes tener el suficiente valor para decir que no cuando sabes que lo que quieren hacer por ti no es lo mejor para tu cuerpo y tu mente. Si sales de su consulta sin una solución para tu dolor, te sentirás perdida y derrotada.

Pero créeme cuando te digo que ese sentimiento desaparecerá en cuanto encuentres un médico que te escuche y que esté especializado en esta enfermedad. La endo necesita ser combatida de la manera correcta. No te conformes.

IV
CÓMO APOYAR A LAS CHICAS CON ENDO

Si sufres endometriosis, no debes enfrentarte a ella tú sola. Es fundamental contar con tus padres, amigos, pareja, profesores y entrenadores mientras te esfuerzas por sanar. Aquí plasmo lo que sé sobre este tema, hablándoles directamente a esas personas de tu vida, junto con algunas sabias palabras de quienes han acompañado a otras chicas en su lucha contra la enfermedad. Si tienes endometriosis o algunos de sus síntomas, comparte estas historias con tus seres más cercanos para que puedan entender lo mucho que los necesitas.

16

A LAS MADRES DE LAS CHICAS CON ENDO

Las chicas que sufren los síntomas de la endometriosis deben enfrentarse a multitud de reacciones por parte de sus madres. Algunas madres podréis empatizar con vuestras hijas porque habéis sufrido la enfermedad en vuestras propias carnes. Todas os solidarizaréis, pero ¿en qué momento? Para algunas de vosotras será desde el principio, pero para otras comprender lo que está sintiendo vuestra hija y su magnitud podría llevar un tiempo. Esto podría hacer que tu hija se sintiera sola y desesperada, lo que solo agravará su dolor.

A través de mis miles de encuentros con pacientes y sus madres, he comprobado que si eres una madre que nunca ha pasado por esto, la mayoría de las veces serás partidaria inicialmente de pensar que los cólicos menstruales son solo eso, cólicos menstruales. Claro que los cólicos de algunas mujeres pueden ser más fuertes que los de otras, pero ¿cómo iban a ser mucho peores los de tu hija? Tu primera reacción, e incluso la segunda y la tercera, es darle un poco de ibuprofeno y decirle que aguante. Si cuando tenías la edad de tu hija tuviste un dolor similar al que ella siente hoy, pero nunca recibiste el diagnóstico o el tratamiento adecuado, es probable que vuelvas a decirle que es algo a lo que debe acostumbrarse. Le estás transmitiendo el mismo mensaje que tu madre te dio ti: el dolor es normal y forma parte del proceso de convertirse en mujer. La modelo y presentadora de televisión Padma Lakshmi, una paciente mía con la que fundé la Endometriosis Foundation of America, experimentó esa reacción de su madre.

«Me vino la regla con trece años», dijo Padma. «Y probablemente desde el primer o el segundo mes en que la tuve, al menos dos o tres días al mes estuve postrada en la cama. Sentía un dolor extremo en la zona pélvica, en la espalda, en la cabeza, pero sobre todo en el corazón. Mi madre, que era enfermera y una mujer cultivada, me dijo que ella sufría muchos de los mismos síntomas y que a algunas chicas les pasaba y a otras no. Era una cuestión de suerte en la vida y a mí me había tocado. La creí porque mi madre es una persona muy sincera».

También algunas de vosotras, tanto si habéis tenido endometriosis como si no, realmente creeréis desde el principio que algo no está funcionando correctamente en el cuerpo de vuestra hija y haréis todo lo posible por ella. Pero a menudo, a pesar de lo mucho que lo intentas o a cuántos médicos la lleves, parece que nada funciona.

No te rindes, pero te lamentas en silencio con sentimientos de culpa e impotencia.

No soy psicólogo, aunque ciertamente percibo las emociones de las pacientes y sus madres, y me ocupo de ellas. Lo que he aprendido en las últimas tres décadas es que lo mejor que puedes hacer por tu hija, por encima de todo, es creerla. Cuando crees en lo que dice incondicionalmente, no importa cuántas veces no lo hagan los médicos, otros familiares o amigos: tú y tu hija estaréis en el camino hacia la curación. Puede que sea un camino largo y arduo con muchos obstáculos, pero si te mantienes a su lado, las dos acabaréis llegando juntas. Sin ese amor y esos cuidados que le procuras, al dolor físico de tu hija se le añadirá una gruesa capa de angustia mental que puede resultarle imposible de superar.

Donna, la madre de una de mis pacientes, tiene una visión muy clara sobre esto que podría ayudarte a alcanzar el estado de ánimo que tu hija necesita en este momento.

Me llamo Donna

«No dudes nunca de tu hija y del dolor que dice sentir».

En la primera parte leíste la historia de mi hija, Stephanie. Sus síntomas aparecieron por primera vez cuando tenía doce años, cuando estaba en secundaria, y continuaron sin tregua hasta la universidad y aun después. El primer médico al que acudió por los síntomas le diagnosticó erróneamente el síndrome del intestino irritable (SII). Visitamos otros doce médicos más y, una década después, todavía sin diagnóstico de endo, le dijeron una vez más que probablemente tenía SII. Su historia había vuelto al punto de partida, y yo estuve con ella en cada paso del camino.

Creo que hablo en nombre de todas las madres cuando digo que no existe nada más desgarrador que ver sufrir a nuestras hijas y que no hay nada más frustrante que no saber cómo ayudarlas a mejorar las cosas. Las madres criamos de manera natural, somos muy buenas en lo que hacemos, y es muy raro que no sepamos cómo disminuir o disipar el dolor físico o emocional de nuestros hijos. Pero la endometriosis no es como la mayoría de las enfermedades. Es muy sigilosa, poderosa y realmente desconocida para las masas, incluidos los médicos. Es una combinación terrible que puede engañar y, de hecho, así lo hace, a las mejores madres. Había oído hablar de la endometriosis antes de que Stephanie empezara a sentir dolor, pero, como la mayoría de la gente, sabía poco sobre ella y no tenía los conocimientos necesarios para relacionarla con ninguno de sus síntomas. En nuestra familia no había antecedentes de esta enfermedad y no conocía a ninguna amiga que la padeciera. Cuando llevamos a Stephanie al primer médico, yo no tenía ninguna razón para no creer que el SII fuera el origen de su dolor. No sabía mucho sobre ese trastorno, pero, sencillamente, él era el experto y yo no. Además, basándonos en lo que nos dijo, los síntomas parecían coincidir. Ese día salí de su consulta con la sensación de que estábamos llegando a la raíz del problema. Haría todo lo posible para que Stephanie volviera a ser una adolescente normal.

Sin embargo, las cosas se torcieron cuando se hizo evidente, después de algún tiempo, que lo que tenía Stephanie iba mucho más allá del SII.

Al aparecer más síntomas, fuimos a otro médico para obtener una segunda opinión. Tras algunas pruebas, los médicos determinaron que era alérgica al gluten. Así que dejó el gluten. Como los síntomas persistían, volvimos a la consulta médica y, tras más pruebas, nos dijeron que era alérgica a la lactosa. Así que eliminamos la lactosa de su dieta. Aunque estos diagnósticos de alergia eran correctos, nos hicieron creer que eran la causa de sus síntomas, pero no lo eran. Como madre, nunca había pasado por algo así. Siempre había tenido la capacidad de hacer que mi hija mejorara. Pero en este caso, aunque había invertido una inmensa cantidad de tiempo y esfuerzo, ella parecía empeorar día a día.

Algo que hay que entender desde una perspectiva emocional es que cada diagnóstico que recibía Stephanie era más que un diagnóstico para nosotras: era una esperanza. Ella ya había pasado por tanto que ambas solo queríamos su curación, así que cada nuevo diagnóstico de un nuevo médico nos hacía creer que estábamos un paso más cerca de la meta. Pero entonces aparecía otro síntoma, como los problemas de vejiga. Y después aparecía otro síntoma, como la hinchazón. Se presentaban con enorme ferocidad. Un nuevo diagnóstico nos levantaba el ánimo, pero luego otro síntoma nos hundía aún más. Verla pasar por esto era más angustioso que cualquier otra cosa que hubiera experimentado. Quería cambiarme por ella, como lo querría cualquier madre. A veces me sentía impotente. Nunca desesperada, porque ciertamente no iba a tirar la toalla, pero cuando un médico tras otro no puede decirte lo que pasa o te hace creer que es algo que no es, empiezas a preguntarte a dónde acudir a continuación o de dónde vendrá esa próxima chispa de esperanza. La endo ataca a cada niña de forma diferente, y la dinámica de cada niña, de su familia y de su sistema de apoyo es diversa, por lo que no puedo darte los consejos que seguro le valdrán a tu hija. Lo que sí puedo ofrecerte son algunas ideas generales sobre el esfuerzo que tú, como madre, puedes hacer para que ella salga adelante. Es un esfuerzo que creo que es esencial para que domine la enfermedad y la sobrelleve como una persona nueva y llena de vida.

En primer lugar, y lo más importante, no dudes nunca de tu hija y del dolor que dice sentir. Quizá pienses: «¡Claro que nunca dudaría de mi hija!». Yo no dudé de Stephanie. Pero sé que hay muchas madres maravillosas y cariñosas que lo han hecho, porque ese es el poder que tiene la endo. Nadie es culpable de esos sentimientos; es la naturaleza de la bestia. La enfermedad afecta al cuerpo y la psique de la persona a la que ataca directamente, confunde a quienes intentan ayudar a esa persona y desgasta a todas las partes implicadas hasta el punto de cuestionar todo lo que está sucediendo. Si lo pensamos fríamente, ¿cómo hemos podido visitar a trece médicos durante más de una década y, aun así, no saber qué le pasaba a Stephanie? Aprendí que no solo es posible, sino que es probable cuando la endometriosis es la causa principal.

Ponte del lado de tu hija, no importa lo que hayas pasado o lo agotada que estés. Ella ha pasado por mucho más y necesita que luches por ella. Si tu hija te pierde como su defensora, podría perder toda posible esperanza.

En segundo lugar, no dejes de buscar ni de pedir segundas opiniones, independientemente de lo seguro que pueda parecer un médico sobre el diagnóstico. No confíes nunca en que tu médico lo sabe todo y no dejes de hacerle (o de hacerte) preguntas. Yo solía creer que cuando entraba en la consulta de un médico con mi hija, lo que este decía sobre su salud iba a misa. Pero aprendí, especialmente con esta enfermedad, que no siempre es así. Muchos médicos están desinformados sobre la endo y espero que eso cambie algún día; de hecho, ya está cambiando, gracias a la concienciación de los últimos años. Sin embargo, aún queda un largo camino por recorrer.

De lo que me arrepiento es de no haber creído a la ginecóloga que sugirió por primera vez la posibilidad de que mi hija pudiera tener endo. No la cuestioné, porque inmediatamente siguió con un «Pero dudo que sea eso lo que tienes». No debí haber descartado esa posibilidad. La creí porque era la profesional, así que seguimos adelante con su diagnóstico. Por suerte, Stephanie nunca olvidó que la ginecóloga había dicho eso. Como dijo Stephanie en su historia, aquello ya le había sembrado la duda. Solo que tardamos un tiempo en dejar que germinara.

En tercer lugar, no dejes de buscar hasta que encuentres un profesional médico que entienda realmente lo que es la endometriosis. Debe ser alguien con una reputación contrastada, que crea a tu hija cuando le describe el dolor que siente, que tenga la experiencia que debe tener un especialista, que dé el trato que se merecen estas pacientes y que proponga un remedio lógico. He oído hablar de mujeres con endo que acuden a especialistas, pero descubren que esos «especialistas» saben menos de endo que ellas. Ahí es donde tu conocimiento sobre la enfermedad y tu capacidad de hacer preguntas que lleven a la reflexión te ayudarán en gran medida, que es exactamente la razón por la que Stephanie y yo y otras personas estamos compartiendo nuestras historias contigo.

Lleva este libro y otros materiales a donde quieras que vayas y expón tu caso. Exige que se te escuche. Después de que el decimotercer médico le diagnosticara a Stephanie por segunda vez el SII, después de que ella llorara durante todo el camino a casa al salir de esa visita, nos metimos en Internet y encontramos al doctor Seckin. Nuestro instinto nos decía que era él a quien debíamos acudir. Y si después de reunirnos con él hubiéramos sentido que no era la solución adecuada, habríamos retomado nuestra búsqueda de inmediato hasta encontrar a la persona adecuada.

Tenía un objetivo para Stephanie desde que aparecieron los primeros síntomas a los doce años y era que recuperara la salud lo antes posible. Tardó mucho más de lo esperado porque no sabía qué enfermedad tenía ni su alcance. Pero si te mantienes al lado de tu hija, sigues haciendo preguntas y encuentras a esa persona que sabe cómo ayudarte de la manera correcta, alcanzarás ese objetivo. No dejes de luchar por tu hija.

17

A LOS PADRES DE LAS CHICAS CON ENDO

Los hombres no tienen la regla. Solo por esa razón tan obvia, tú, como padre, normalmente no te involucras en el ciclo menstrual de tu hija. Cuando le baje la regla por primera vez, es probable que su madre le enseñe lo que debe hacer, a la vez que le proporciona todos los productos higiénicos necesarios. Si a causa de la menstruación muestra nuevas emociones, su madre hablará con ella. Si siente dolor, de nuevo, recurrirá a su madre.

La mayoría de los niños, e incluso algunos hombres, se sorprenden al enterarse de que el cuerpo femenino menstrúa. Y cuando lo saben, no tienen ni idea de lo que es un sangrado anormal. Es totalmente lógico que la madre sea la persona a la que acudir porque es una mujer que entiende la regla mucho mejor que tú. Pero los padres y todos los hombres, en mi opinión, deberían informarse mucho más que ellas sobre el ciclo menstrual de la mujer. Cuanto más puedas saber sobre cualquier dificultad por la que pase alguien, más capacidad y ganas tendrás de ayudar. Por eso, como he comentado en la primera parte, los chicos deberían aprender sobre la anatomía femenina desde pequeños. Deben entender no solo la biología propia del cuerpo femenino, sino las realidades emocionales, psicológicas y sociales de ser mujer.

Para vosotros, padres, que veis sufrir a vuestras hijas y no sabéis qué hacer, las sugerencias serían las mismas que Donna y yo dimos a las madres: creed a vuestra hija, buscad respuestas a su dolor y encontrad un experto que pueda ayudaros a solucionarlo, lo que le proporcionará esperanza.

He aquí un consejo adicional: no te desentiendas de la situación. Una cosa es que su madre dé un paso al frente ante los típicos problemas del ciclo menstrual y otra muy distinta es que esperes a que su madre le proporcione toda la ayuda que tu hija necesita si padece endometriosis. Tu hija os necesita a los dos. Sus síntomas no deben asustarte ni convencerte de que ella estaría mejor solo con su madre. Debes estar ahí para ella.

Me llamo Richard

«Siempre debemos estar preparados para defenderlas,
incluso en situaciones desagradables».

Mi hija, Rachel, os ha hablado páginas atrás de la batalla que luchó contra la endometriosis durante diez años. Ella era la que se había disfrazado de jugadora de fútbol americano con sus amigas en Halloween, pero no pudo salir en las fotos del instituto porque se encontraba revolcándose de dolor en un rincón del pasillo, en el suelo. Varias personas le habían dicho repetidamente que lo que sentía era normal. Recibió diagnósticos erróneos por parte de un médico tras otro, sin que ninguno fuera capaz de determinar su dolencia.

Un ginecólogo le dijo que se tomara seis ibuprofenos a la vez. Otro trató de recetarle un fármaco con oxicodona. Rachel lloró de alegría tras su exitosa operación con el doctor Seckin porque nunca pensó que llegaría el día en que volvería a encontrarse bien.

Cuando Rachel, en el instituto, sintió por primera vez el dolor menstrual, su madre se encargó de ella totalmente. Era consciente de que algo pasaba, pero no fue más allá. Los padres no solemos participar en ese aspecto de la vida de nuestras hijas. No tenemos la menstruación, no conocemos gran parte de la terminología utilizada con respecto al ciclo menstrual y, desde luego, no estamos cualificados para dar sugerencias sobre cómo gestionar el dolor que produce. No puedo ni imaginar lo que le habría dicho a Rachel si se hubiera acercado a mí cuando era adolescente y me hubiera dicho: «Papá, tengo la regla y me duele mucho, mucho. ¿Qué puedo hacer?». Nunca me he involucrado, lo cual me parecía bien en su momento, y apostaría que Rachel también lo consideraba así. Ni siquiera estoy seguro de que, si yo hubiera tenido más conocimientos y le hubiera hecho sugerencias, ella se hubiera sentido cómoda aceptando los consejos de su padre.

Mi actitud cambió por completo cuando Rachel no paraba de visitar un médico tras otro sin respuesta a su dolor. Algunos la diagnosticaron mal. Otros ni siquiera la diagnosticaron; ofrecían soluciones sin sentido. ¿Seis ibuprofenos a la vez? Lo que fuera que le estaba ocurriendo le estaba afectando a cada parte de su vida, desde la escuela hasta el trabajo y su vida social, y era algo que iba más allá de lo que mi esposa y yo sabíamos. Como su padre, verla pasar por esto día tras día me rompía el corazón.

Durante este viaje, hubo algunos momentos en los que, lo admito, me pregunté si su dolor era realmente tan horrible como ella decía. No porque no creyera a mi hija, sino porque no podía entender cómo todos los médicos que visitamos no podían darle ni un solo diagnóstico o tratamiento preciso. No podía entender cómo nunca había oído hablar de ninguna otra mujer con su sintomatología, sin saber en ese momento lo silenciosa que era esta enfermedad. Sabía que Rachel decía la verdad, pero ¿cómo es que no podíamos saber realmente qué le pasaba después de tantos intentos?

Cuando el doctor Seckin salió de la operación y nos explicó a mi mujer y a mí la cantidad de tejido endometrial que había encontrado en su interior, pude comprender lo angustioso de la situación cuando ninguno de los médicos anteriores había podido ayudarla. Nos sentimos molestos y aliviados a la vez. Molestos con los médicos que la descartaron y molestos con nosotros mismos por no conocer esta enfermedad, pero aliviados de que esta pesadilla estuviera llegando a su fin. Cuando regresamos a casa después de la operación, me conecté a mi ordenador y me informé de todo lo que pude sobre la endometriosis.

Todo lo que había encontrado encajaba con el perfil de Rachel: el dolor, los diagnósticos erróneos, la falta de concienciación pública. Era información y conocimiento que deseaba haber tenido diez años antes. Hoy me doy cuenta de que no podríamos haber hecho mucho más por Rachel. Somos padres proactivos, llevamos a Rachel al médico tan pronto como sintió dolor y seguimos yendo de médico en médico. No puedo decir que desearía haber hecho mucho más al respecto.

Pero si de algo me arrepiento es de no haber conocido esta enfermedad y de no haberme informado como debiera sobre el ciclo menstrual de la mujer en general.

Si hubieras intentado decirme, cuando yo tenía quince años, que debía saber más sobre el funcionamiento del cuerpo de una chica, me habría reído de ti. Pero si me lo dijeras hoy, como padre que vivió todo esto con Rachel, estaría completamente de acuerdo contigo. Los hombres necesitan recibir educación sobre este tipo de temas, y preferiblemente a una edad temprana para que no se convierta en tabú cuando sean mayores. Como padres, deberíamos saber lo que pasa en el cuerpo de nuestras hijas adolescentes para poder ayudarlas de verdad cuando lo necesiten.

Si no conocemos sus cuerpos, es casi imposible saber nada sobre la endo. Dado el poder y el alcance de esta enfermedad, esa actitud tiene que cambiar.

Todavía desconozco todo lo que hay que saber sobre el periodo y el ciclo de la mujer, y probablemente nunca lo sepa. Y creo que no hay nada de malo en ello. Pero aprendí que necesitaba saber más de lo que sabía y ahora lo sé. Sé lo suficiente como para ayudar a Rachel si esta enfermedad crónica vuelve a aparecer o para ayudar a cualquier chica joven de mi familia o de mi círculo de amigos que sufra ese dolor. Todos los padres decimos que defenderemos a nuestras hijas hasta la muerte, pero si lo decimos en serio, siempre debemos estar preparados para defenderlas, incluso en situaciones desagradables o que requieran un aprendizaje por nuestra parte sobre algo que a una edad temprana nos dijeron que nunca necesitaríamos saber.

Tómate el tiempo de aprender sobre la salud de la mujer y la endometriosis. Cuanto más sepas, más preparado estarás para defender a tu hija.

18

A LAS CHICAS CON ENDO
Y A SUS SERES QUERIDOS

Posiblemente te sientas incómoda explicándole tu caso de endometrio-sis a tu pareja. Quizás te sientas cohibida al hablar de ello porque crees en la posibilidad de que tu pareja te malinterprete o te rechace. En consecuencia, podrías preferir sufrir en silencio.

Incluso una simple cita a una edad temprana puede ser problemática debido a los síntomas de la enfermedad. Si el dolor o el sangrado excesivos no te permiten ni mantenerte en pie, ¿cómo disimular el dolor y ocultárselo a tu pareja?

Bankes, que te habló de la autonomía, no ha tenido muchas citas últimamente a causa de la enfermedad.

«Tuve mi primer novio en el instituto hace tres años», dijo. «Desde entonces, no he salido con nadie. La endo es muy personal. Intentar explicárselo a un adolescente es una locura. Dicen: "¿Qué? Si no tienes la regla ahora, entonces estás bien, ¿no?". Son incapaces de entenderlo».

Si tienes endo o padeces sus síntomas, depende de ti si quieres o no contárselo a tu nueva pareja. Pero si esperas que la relación funcione a largo plazo, tendrás que decírselo en algún momento, y yo sugeriría que cuanto antes mejor. Si no va a apoyarte, entonces, en mi opinión, es probable que no merezca la pena estar con esa persona. Esta enfermedad te consume hasta que puedes tratarla de forma adecuada y, como es crónica, probablemente seguirá formando parte de ti de alguna manera, incluso después de ser tratada.

Eso significa que tendrá que formar parte de la vida de tu pareja si sigues adelante con la relación. Mel tenía dieciocho años cuando empezó a salir con Chris. No le diagnosticaron endo hasta los veinte y, dos años después, ella y Chris se casaron. A continuación encontrarás su historia.

Somos Mel y Chris

«Si realmente la amas, harás todo lo posible
por ayudarla».

Mel: Cuando tuve mi primera menstruación a los catorce años, supe que era peor de lo que debería haber sido. Me encontraba tan mal que hasta me desmayaba. Hablé con mi madre de ello, pero no sabía qué hacer. Supuso que era algo que tenía que solucionar yo sola. No acudí al ginecólogo por primera vez hasta los dieciocho años. Cuando fui, el ginecólogo me dijo: «Bueno, eso no es normal». Mencionó la palabra *endometriosis*, pero dijo que no creía que la padeciera. Me recetó un anticonceptivo y eso fue todo. También fue en esa época cuando Chris y yo empezamos a salir. Desde el principio, fuimos muy abiertos y sinceros en nuestra relación, así que no dudé en contárselo. Cuando lo hice, confié en que me apoyaría plenamente y haría todo lo posible por ayudarme.

Chris: Me explicó que había tenido síntomas durante años, como dolores fuera de lo normal y malas menstruaciones. Aunque no podía decir que supiera mucho sobre el tema, me alegré de que lo compartiera conmigo. Le dolía casi todos los días que estábamos juntos, y yo odiaba verlo. En cuanto me lo contó, me empeñé tanto como ella en encontrar el origen de los dolores y hacer que mejorara.

Mel: Dos años más tarde, con veinte años y el dolor todavía presente, mi ginecólogo me hizo una ecografía y dijo: «Sí, puede que tengas endometriosis». Dijo que podía hacerme una cirugía de ablación. Yo estaba realmente aterrorizada y confundida porque, y esto lo digo totalmente en serio, vi en un rincón de su oficina un libro titulado *Endometriosis for Dummies* («Endometriosis para tontos»). Salí de allí llorando. ¿Iba a intervenirme con cirugía láser un «tonto»? Cuando llegué a casa, busqué información sobre la endometriosis en Internet, pero no encontré mucho al respecto. Estaba hundida. Así que seguí adelante con la operación porque no sabía qué otra cosa hacer. Cuando terminó, el médico me dijo que estaba en la fase I o II. Poco después, el dolor volvió a aparecer con mayor intensidad que antes de la operación. Visité a otra doctora de un prestigioso hospital de mi ciudad que trabajaba en el ala de endometriosis del edificio y me dijo que el dolor que sentía en todo el cuerpo no podía ser endo. «Cariño —dijo—, el tejido endometrial solo puede crecer en el útero. No puede crecer en ningún otro lugar».

Eso es lo que me dijo en pleno siglo XXI una doctora especializada en endometriosis. Salí de su consulta enojada y empecé a buscar de nuevo. Fue entonces cuando encontré el primer libro del doctor Seckin y leí las historias de las mujeres que sufrían la enfermedad. Lloré. Supe que esto era lo que sufría y que tenía que acudir a él. Estaba a muchos kilómetros de distancia, pero les dije a mi madre y a Chris, que ya era mi prometido, que me iba a Nueva York. Entré en el quirófano del doctor Seckin pensando que mi mejoría sería de un cincuenta por ciento, lo que ya habría sido increíble, pero realmente salí sintiéndome un noventa y cinco por ciento mejor.

Chris: Cuando el doctor Seckin nos dijo que tenía endometriosis y que la cirugía láser había hecho más daño que bien, me sentí triste, pero también aliviado de saber por fin lo que pasaba. Tantos viajes a las clínicas, a los médicos y a urgencias, y nadie podía ayudar a Mel.

En algunas de esas visitas nos habían dicho que no se sabía mucho sobre la endometriosis y que no existía realmente ninguna manera sencilla de ayudarla. Obviamente, esas personas estaban equivocadas.

Mel: Desde el primer día en que empezamos a salir, Chris me acompañaba a las visitas médicas y se involucraba tanto como podía. Cuidaba de mí después de las cirugías y estaba ahí en todo momento. Llevamos poco más de un año casados. La parte más difícil de nuestra relación cuando no sabíamos lo que pasaba era el sexo, pues era doloroso. No nos sentíamos como recién casados. Sabíamos que si manteníamos relaciones sexuales me dolería tanto durante el acto y después que no sabíamos si merecía la pena.

Chris: Sí que afectó a nuestra vida sexual. Teníamos una especie de acuerdo mutuo sobreentendido de que no lo haríamos tan a menudo porque ella sentía mucho dolor. Ella lloraba literalmente cuando lo intentábamos, lo que me hacía sentir fatal. Yo era el que decía que no cuando ella quería intentarlo porque no quería verla sufrir así. Intenté apoyarla todo lo que pude. Sabía que no era culpable de nada. Era una cuestión de mero azar; le tocó a su cuerpo.

Mel: No podría imaginar pasar por esto sin él. He tenido la gran suerte de tenerlo a mi lado. Desde el primer día en que le conté mis síntomas, ha estado junto a mí.

Chris: A todos aquellos cuya pareja esté pasando por esta enfermedad les digo que deben entender que ella no tiene culpa alguna. Y por supuesto que, en ocasiones, generará estrés en su relación; pero si realmente la amas, harás todo lo posible por ayudarla.

19

A LAS CHICAS CON ENDO Y A SUS AMIGOS Y AMIGAS

Nuestros verdaderos amigos son los que nos apoyan incondicionalmente, sin juzgarnos en los momentos más difíciles, y nos escuchan sin sermonearnos. Casi todas mis pacientes, pasadas y actuales, cuentan historias de pérdida de amigos a causa de la enfermedad. Si una amiga te cree cuando dices que estás enferma —y es de esperar que lo haga, ya que es tu amiga—, ¿por qué iba a enfadarse porque no puedes salir tanto como le gustaría? ¿Por qué iba a enfadarse porque sientes dolor todo el tiempo? ¿No debería una amiga actuar al contrario y hacer lo que pueda para intentar que lo superes? Pero, como tanta otra gente, tal vez cuestione tus afirmaciones porque no entiende por lo que estás pasando. Y tú no puedes explicarlo porque ni tú misma sabes lo que le ocurre a tu cuerpo. En lugar de hacer todo lo posible por entenderlo y estar a tu lado, le resulta más fácil cortar los lazos. Ya has leído la historia de Amanda, a quien le recetaron todo el diazepam que quiso. A medida que el dolor se agudizaba, aparecían los problemas sociales.

«Cuando estaba en la universidad y enfermé, tenía un grupo de chicas, amigas íntimas, pero me abandonaron a mi suerte», dijo Amanda. «Me decían: "Eres una inútil", "Siempre estás enferma" y "Si estuvieras realmente enferma, tendrías pruebas". Me excluían de los grupos de chat y hacían actividades sin mí, ¡y eran chicas de veinte años! Lo peor era que mi mejor amiga entre las del grupo era la líder de todo. Resultaron ser las chicas más groseras que jamás había conocido». Amanda descubrió quiénes eran sus verdaderas amigas y se quedó con ellas. «A todas esas chicas jóvenes de secundaria y bachillerato que tienen estos síntomas les digo que necesitan encontrar verdaderas amigas que estén ahí para ayudarlas», afirmó. «Cuando llegué a la universidad y conocí a esas chicas que con el tiempo se volvieron en mi contra (la mayoría eran de mi hermandad), me encontré un poco a solas con mi dolor. Encuentra en quién apoyarte y aléjate de las personas que no te convengan».

Amanda explicó que esa «mejor amiga» que instigó el levantamiento contra ella ha intentado desde entonces acercarse a ella. «Sabe que la operación a la que me he sometido ha sido un éxito y que estoy mejor. Creo que eso le abrió un poco los ojos y se sintió mal por cómo me trató», dijo Amanda. «Intentó enviarme un mensaje sobre un libro en el que se afirmaba que a las personas que tenían endo se les decía que tenían histeria. Me dijo: "¡Esa eras tú!". Pero no respondí. La gente muestra su verdadera cara cuando estás pasando por un momento difícil. Tienen que estar ahí para ti todo el tiempo, no solo en los buenos momentos. Me he dado cuenta de que los amigos que conozco desde el instituto, junto con unos cuantos amigos maravillosos de la universidad, son los que se mantienen en contacto conmigo hoy y se preocupan por saber cómo me van las cosas. Hay que valorar a la gente así».

Sigue el consejo de Amanda. Cualquiera que no esté a tu lado cuando estás pasando por los síntomas de la enfermedad probablemente no merezca la pena tenerla como amiga. Como leerás en la siguiente historia, encuentra a la Amy de tu vida.

Somos Meg y Amy

«Las pocas veces que estuve a punto de juzgarla...
me acababa reprimiendo».

Meg: Estaba en quinto curso cuando empecé a tener dolores, unos años antes de tener mi primera menstruación. Que me doblara y no pudiera caminar era bastante habitual. Me pasó en el instituto, donde me ausentaba de las clases durante semanas. Cuando me quejaba a la enfermera de los calambres, me ponía una esterilla térmica y me decía que me tumbara. Nunca quería que me fuera a casa antes de que terminaran las clases, pero normalmente tenía que hacerlo porque no podía prestar la atención necesaria.

En mi adolescencia, visité a todos los médicos habidos y por haber: un ginecólogo, que me recetó un anticonceptivo; un gastroenterólogo, que no pudo averiguar el origen del dolor; un reumatólogo, que tampoco tenía ni idea; un neurólogo, que me diagnosticó ansiedad; y un médico de urgencias, que dijo que tenía apendicitis; luego me intervino y determinó que el apéndice estaba bien, pero lo extirpó igualmente.

Fui a la universidad, todavía sin diagnóstico y sin soluciones. Sangré durante un mes seguido y fui al hospital, donde me dijeron que sangrar un mes entero no era tan anormal. Finalmente, tuve que volver a casa porque no podía asistir a las clases. Fui a mi ginecólogo, que me dijo que me operaría para ver qué podía encontrar. Cuando me desperté me dijo que no había encontrado nada y que estaba seguro de que el dolor era psicosomático. Volví a las clases más tarde en mi primer año y durante la mayor parte de mi segundo año, hasta que ya no pude más y abandoné la universidad el verano previo al tercer curso. Cuando pienso en ello, no estoy segura de cómo pude aguantar tanto. Bueno, en realidad, sí lo sé. Fue gracias a mi amiga Amy.

Amy: Meg y yo nos conocimos el segundo día de nuestro primer año de la universidad y enseguida congeniamos. Ella tuvo que irse a las pocas semanas de empezar el semestre porque la iban a operar. Sabía que sufría dolores constantemente, pero no por qué. Sabía que ni siquiera ella estaba segura de lo que le pasaba. Cuando volvió para el segundo semestre, mi compañera de cuarto se había ido, así que Meg y yo nos convertimos en compañeras de habitación y mejores amigas. Teníamos la típica amistad universitaria, salíamos a conciertos y a comer y hacíamos cosas divertidas, pero a ella le era difícil. Siempre estaba cansada y dolorida. Me explicaba lo angustioso que era y se preguntaba si todo no era más que producto de su imaginación. Como amiga suya, me resultaba muy duro porque ninguna de las dos sabía lo que estaba pasando. Me sentía impotente. No quería usar un cliché y decir «Vas a ponerte bien» porque realmente no sabía si sucedería. Sus síntomas empeoraron cuando empezamos el segundo año. No podía dormir por las noches y se desmayaba de cansancio después de las clases. Sin embargo, nunca se rindió. Desde el principio supo que quería estudiar Medicina, así que hizo prácticas y todo lo que pudo para mejorar sus resultados. Fue realmente inspirador verla.

Meg: Desde el instituto hasta la universidad, definitivamente perdí amistades. Estuve en los equipos de baile en el instituto, pero me perdí muchos entrenamientos y actuaciones.

Mis amistades me preguntaban qué me pasaba y yo le echaba la culpa al asma porque no quería hablar de mi periodo. Sabía que, de todos modos, no lo entenderían. Lo único que les preocupaba era que yo no podía hacer nada divertido. Es difícil acercarse a la gente, especialmente cuando eres joven, cuando no puedes hacer cosas con ellos.

Pero Amy era diferente. Ella y yo hablábamos todo el tiempo, incluso cuando tenía que dejar la universidad por largos períodos, y no dudaba en ser mi compañera de habitación a pesar de lo que estaba pasando. Cuando no podía levantarme de la cama, ella me traía la comida. Dice que yo era una inspiración para ella por no rendirme, pero fue Amy quien me empujó a no rendirme por tratar de entender lo que me ocurría. Sé que nada de esto fue fácil para ella, pero supongo que de eso trata la verdadera amistad. Ella estaba allí para escucharme. Era la persona a la que acudía cuando sabía que no podía contar con nadie más. Nunca trató de decirme que estaba siendo exagerada. Incluso cuando le dije que no iba a volver a la universidad para terminar el primer año, lo entendió. Después de dejarla, cuando finalmente me diagnosticó el doctor Seckin y me operaron, Amy estuvo a mi lado.

Amy: Sé que perdió amigos que fueron crueles con ella. Le preguntaban «¿Por qué te rindes?» o decían «Creo que se lo está inventando todo». Y admito que no siempre fue fácil para mí, especialmente cuando ninguna de las dos tenía respuestas. Pero ella tampoco se rindió nunca.

Lo que quiero decir es que creo que se esforzó por hacer las cosas divertidas que pudimos hacer juntas porque, por mucho que le doliera, quería ser una buena amiga para mí. Se sacrificó mucho.

Las pocas veces que estuve a punto de juzgarla, porque no entendía lo que le pasaba o me preguntaba hasta qué punto era real, me acababa reprimiendo. Y esa es la diferencia entre ser una buena amiga y no serlo. Me di cuenta de que lo que le ocurría estaba fuera de su control. Cuando ves ese dolor y esa desesperación, tienes que darte cuenta de que es mucho más que un mal periodo. Sus amigos de entonces, que también eran mis amigos, no lo entendieron porque no lo veían como yo.

Lo que yo hacía no tenía ningún secreto. No intenté ofrecerle consejos. Me limité a escucharla y a ponerme de su lado.

En lugar de decirle «Te pondrás bien», le decía «Eso es una mierda». Tampoco le decía lo fuerte que era ella porque no quería presionarla para que pensara que así tenía que ser. Le dije que estaba bien tomarse un descanso en los estudios, cuidarse y dejar que su cuerpo descansara. Todos vivimos con los tiempos programados, se supone que tenemos que graduarnos en un momento determinado y conseguir un trabajo enseguida. Le hice saber que no tenía por qué seguir esas normas no escritas y creo que eso la ayudó mucho. Somos como hermanas del alma. Hablamos el mismo idioma y nos preocupamos mucho la una por la otra.

Meg: Todavía estoy aceptando el hecho de que tengo endo porque me dijeron durante mucho tiempo que no la tenía, pero estoy progresando. Trabajo en una consulta médica a tiempo parcial y volveré a estudiar en otoño. Quiero ser médica algún día. Antes quería serlo por el asma que padezco desde niña, pero ahora me interesa mucho la ginecología. Quiero ayudar a otras mujeres que tienen endo. Quiero ser esa persona que las escucha y las cree, como el doctor Seckin y mi mejor amiga, Amy, me escucharon y creyeron.

20

A LAS CHICAS CON ENDO
Y A SUS PROFESORES

Nuestro sistema educativo, aquí en Estados Unidos, está infrafinanciado. Las aulas están demasiado llenas. Los profesores pagan el material de clase de su propio bolsillo y entre sus responsabilidades está desde garantizar la seguridad física de sus alumnos hasta prepararlos para los exámenes. Sin embargo, tengo que pedir a estos profesores (y a todos en general) que añadan una responsabilidad más, porque una de cada diez chicas en edad fértil tiene o tendrá endometriosis. Afectará a su capacidad para rendir en la escuela, participar en las actividades o simplemente asistir a clase, lo que desencadenará un efecto negativo general en sus vidas hasta la edad adulta.

Casi todas las personas que han compartido una historia sobre la endometriosis, ya sea en este libro o en cualquier otro lugar, han visto afectada su vida escolar por la enfermedad. Porque cuando el dolor es tan horrible y tan frecuente, afecta indudablemente a lo que se supone que debe hacerse cinco días a la semana durante nueve meses al año hasta cumplir al menos los dieciocho años. «Cuando me sometí a todas esas operaciones, tuve que estudiar en casa la mayor parte del año», dijo Lynn. Ella ha compartido con nosotros su historia sobre las tres operaciones con láser sin éxito a las que se sometió en el transcurso de diez meses. «Asistí a clases durante el primer semestre de mi penúltimo año del instituto, pero luego tuve que seguir estudiando en casa por el dolor extremo. Sin embargo, tuve la suerte de que, cuando estaba en la escuela, los profesores y el resto del personal me apoyaban y comprendían el estado en el que me encontraba». Por desgracia, muchos profesores y miembros del personal no lo entienden porque quizás no sepan en qué consiste esta enfermedad, como la mayoría de la gente en general. Pero es muy importante que lo entiendan, del mismo modo que intentan comprender otras barreras a las que se enfrentan sus alumnos. Los niños rinden menos en la escuela por muchas razones que escapan a su control. Padecer endometriosis, una enfermedad que paraliza a las jóvenes a diario, podría ser otra razón real por la que tienen dificultades. A través de mi fundación, trabajamos en las escuelas durante todo el año para difundir información sobre la endometriosis. En Estados Unidos, el programa ENPOWR (Endometriosis: Promoting Outreach and Wide Recognition) ha impartido más de mil clases sobre la endometriosis, en más de doscientos colegios, a treinta y cinco mil estudiantes. Nuestro objetivo es llegar algún día a todas las escuelas del país para que todas las niñas puedan detectar esta enfermedad a tiempo con el menor impacto posible en su educación. El programa, que puede llegar a cualquier centro con solo una llamada telefónica o un correo electrónico a www.endofound.org, puede impartirlo uno de nuestros voluntarios o cualquiera que desee hacerlo.

Pero, aparte del programa, quiero que todos los profesores sepan que si una alumna les dice que no puede hacer su trabajo o que necesita salir corriendo al baño varias veces al día porque padece algo llamado endometriosis, se trata de algo serio. La forma de abordarlo en clase es algo que debes decidir tú, pero, por favor, comprende lo grave que es su situación, tanto física como mental. Necesita todo el apoyo posible, incluso el de las personas del lugar donde pasa la mayor parte de sus días.

Me llamo Liz

«Mi clase se convirtió en un lugar seguro
que le permitió hablar libremente sobre la endo».

Soy profesora de Biología en un colegio de bachillerato internacional. Una de mis alumnas es Bankes, que te habló páginas atrás de empoderamiento. Somos un instituto con un programa de cuatro años, pero nuestro plan de estudios es tan riguroso que los cursos a los que asisten nuestros alumnos a partir del primer año son de nivel universitario.

Dada mi formación científica y lo que enseño, hace años que sé lo que es la endometriosis. También tengo varias amigas que han padecido la enfermedad. Pero apuesto a que muchos profesores de todo el mundo, incluidos algunos de Biología, probablemente entran en la misma categoría que la mayoría de los demás cuando se trata de la endo: nunca han oído hablar de ella. Y aunque no todos los profesores necesitan saberlo para desempeñar su trabajo, creo que es importante que al menos conozcan la enfermedad y lo devastadora que puede ser. ¿Por qué? Según las estadísticas, es probable que tengan alumnas que la padezcan y esas alumnas necesitan el apoyo de sus profesores y de la escuela mientras intentan controlar su endometriosis y seguir el ritmo de las clases.

Bankes te explicó que sus síntomas empezaron cuando tenía doce años y cómo la afectaban en días festivos y vacaciones, incluso durante un viaje a Italia. El año pasado, en su último curso, se perdió varios días de clase y muchas de las actividades para los mayores.

Después de la operación, retomó la escuela y me preguntó si podía compartir con la clase los detalles de su enfermedad y todo lo que le había hecho pasar. Acepté que lo hiciera.

Por supuesto, dado que se trataba de Biología, y no de una clase de Matemáticas, el entorno era propicio para un debate de este tipo.

Pero lo que quiero decir es que, como profesora suya, le di el tiempo, el espacio y la plataforma para que contara su historia, como esperaría que un profesor de cualquier escuela hiciera por una estudiante en su situación si se lo pidiera. Quería que los demás alumnos y yo misma entendiéramos lo que había pasado, por qué había faltado tanto a la escuela y por qué no podía participar en muchas de las actividades del último año. Bankes fue capaz de compartir con nosotros no solo la biología y la anatomía de su viaje, sino también las emociones que había detrás. Nos hizo ver el lado oculto, el dolor diario. Mi clase se convirtió en un lugar seguro que le permitió hablar libremente sobre la endo. Pasó de ser esa niña a la que algunos veían como la enferma que faltaba a la escuela a ser alguien a quien ahora entendían, alguien con quien podían incluso empatizar.

Bankes había hecho un trabajo increíble ocultando su enfermedad a los profesores y a los demás alumnos. No puedo imaginar cuántos días estuvo en la escuela y en agonía, pasando inadvertida para todos nosotros. Y cuando se ausentaba, seguía con su trabajo. Teniendo en cuenta el alto nivel de las clases y que se graduó a tiempo, demuestra lo decidida que estaba a no dejar que esta enfermedad se convirtiera en su identidad. Estoy segura de que le resultó difícil tratar de comunicar y justificar a algunos profesores y administradores por qué estaba ausente tanto tiempo y, al mismo tiempo, ocultar lo que estaba experimentando, especialmente cuando los profesores acostumbran a ver determinados comportamientos de holgazanería en algunos estudiantes de último año; sin embargo, ella terminó con éxito lo que tenía que hacer.

El trabajo de los profesores es exigente. Tenemos alumnos de todos los orígenes a los que enseñar, alumnos que aprenden de diferentes maneras, alumnos que viven fuera de la escuela situaciones que nos impactarían si las supiéramos. Por estas razones, mi mensaje no se dirige solo a los profesores de alumnas con endo, sino a la propia alumna que padece la enfermedad.

El dolor es universal, pero también es subjetivo y no siempre se puede cuantificar. Todos sentimos dolor de alguna manera, ya sea físico o emocional, pero puede que no sea fácil transmitir a los demás lo intenso y profundo que es. A veces, los profesores querrán que les «demuestren» el dolor para saber que su alumna no está intentando librarse de una tarea o una clase, que tiene una razón legítima para no hacer los deberes o necesita más tiempo para terminar un proyecto. Si te rompes el brazo, sí, todos los profesores van a tener alguna idea del dolor que sientes y de los obstáculos que te esperan hasta que se haya curado. Pero si le dices a un profesor «Tengo una regla excesivamente dolorosa», especialmente si es un hombre, es posible que no muestre empatía alguna porque no entiende el origen de tu dolor ni lo horrible que es. Yo recomendaría explicar la enfermedad a tus profesores de manera documentada y lo mejor que puedas. Y proporcionarles también una escala para hacerles ver lo intenso que es tu dolor. «En una escala del uno al diez, es un nueve». O: «Probablemente es similar al dolor que sientes al dar a luz, incluso peor, y dura más». Toda mujer que haya dado a luz de forma natural, y los hombres que hayan estado en la sala de partos para presenciar un nacimiento, deberían ser capaces de comprenderlo.

Gracias a las historias de Bankes y a mis amigas con esta patología, sé lo crónica y dolorosa que es la enfermedad. Pero la mayoría de los profesores no lo saben. Si eres una estudiante con endo, explícaselo a tus maestros en los términos más sencillos posibles para que puedan apreciar tu sufrimiento. Y si eres un profesor al que se le acerca una estudiante para confesarle que padece endo, entiende lo real y espantosa que es la enfermedad. No se lo está inventando ni está exagerando. Imagina que intentas dar tu clase a diario con un dolor que te recorre sin descanso el abdomen o la pierna, o los intestinos, con un cansancio tan extremo que no puedes mantenerte en pie. Sería imposible. Todo está en contra de cualquier chica con endo. Le vendría muy bien tenerte a su lado para ayudarla a luchar contra la enfermedad, aunque solo sea para entender las razones de sus ausencias y apoyarla lo mejor posible.

21

A LAS CHICAS CON ENDO Y A SUS ENTRENADORES

Entrenar es muy parecido a enseñar. Tratas de proporcionar a los jóvenes de tu equipo los conocimientos y habilidades que necesitarán para destacar. Los entrenas y les animas a dar lo mejor de ellos mismos para que hagan el mayor esfuerzo posible. Cuando no rinden adecuadamente, sigues trabajando con ellos para que mejoren. Cuando brillan, los empujas un poco más. ¿Y cuando se lesionan? Puedes seguir trabajando con los otros miembros del equipo, pero no abandonas a esa persona lesionada. Por muy frustrante que sea el no tenerla allí para participar, no la culpas por la lesión. Al menos, no deberías hacerlo.

Lo que quiero que entendáis los entrenadores sobre la endometriosis es lo mismo que quiero que entiendan los profesores, los padres, los amigos y todo el mundo, y es lo mismo que dijo Chris sobre su mujer, Mel: no es su culpa.

Dilara contó que tuvo una entrenadora de natación que le gritó por sufrir tanto dolor y le dijo que «se limitara a nadar», aunque Dilara no pudiera ni moverse. Si Dilara hubiera acudido a su entrenamiento de natación con muletas y una pierna escayolada a causa de un accidente de coche el día anterior, ¿le habría gritado aquello la entrenadora? No. El hecho de que no puedas ver el dolor o la lesión no significa que no esté ahí. Si una de tus deportistas trata de explicarte que tiene endometriosis, o si no sabe lo que tiene pero te está describiendo los síntomas de la enfermedad, escúchala y haz lo posible por mostrar algo de compasión. Cuando los deportistas se tuercen el tobillo o se rompen un hueso o el ligamento cruzado anterior, los entrenadores son plenamente comprensivos porque saben cómo son esas lesiones y lo dolorosas que resultan. Pues bien, créeme cuando te digo que si una de tus atletas te dice que tiene endo, cambiaría ese sufrimiento por el de un esguince de tobillo, un hueso roto o el ligamento cruzado anterior desgarrado en un abrir y cerrar de ojos.

La siguiente historia, contada por Sophie y su entrenador de atletismo, Prince, es un ejemplo de la relación ideal entre entrenador y alumna.

Somos Sophie y Prince

«Prince no entendía del todo lo que me ocurría,
pero nunca dudó de mí».

Sophie: Me diagnosticaron endometriosis cuando estaba en el primer año de instituto, unos cuatro años después de mi primera regla, que fue muy dolorosa.

Mi médico me recetó un anticonceptivo para aliviar el dolor, pero no sirvió de nada, así que me operó con láser al terminar ese curso. Me sentí bien durante unos meses, hasta que se formó un quiste y reventó. El dolor físico era agotador, pero era peor el mental. Creía que había solucionado mis problemas, y ahora volvía a estar como al principio. La endometriosis pediátrica estaba fuera de la competencia de mi médico y, cuando mis síntomas y mi dolor persistieron, dejó de responder a mis llamadas. Finalmente, encontré al doctor Seckin, que me operó con éxito antes de mi último año de instituto.

Una de las épocas más duras en mi lucha contra la endo en la escuela secundaria fue cuando hacía atletismo.. No se me daba muy bien, pero lo daba todo y lo disfrutaba mucho. Después de mi operación y antes de que empezara la temporada, le expliqué mi estado a Prince (insistió en que lo llamáramos por su nombre de pila, «Prince», en lugar de «entrenador»). Era un entrenador muy duro, pero accesible, e insistió en que fuéramos siempre sinceros con él. Creo que quizá fui demasiado sincera cuando le expliqué lo que era la endo —tenía esa expresión de «demasiada información»— pero me escuchó y comprendió.

Prince: La endometriosis fue una novedad para mí cuando Sophie me lo contó y, sí, probablemente la miré de forma extraña. Pero le he dicho a todos los alumnos que he entrenado que si necesitan tener una conversación conmigo, deben tenerla, hablar conmigo. No soy un dictador y siempre intentaré entenderles. Sí, probablemente soy el entrenador más duro que van a tener. Pero si no se sienten lo suficientemente cómodos como para hablar conmigo, entonces es cuando tengo que cuestionarme como entrenador, porque al final va a afectar de forma negativa a su rendimiento. Si podemos avanzar y llegar a algún sitio juntos como entrenador y atleta, entonces soy feliz. Sophie ahora ya está en la universidad y dice que tuve un impacto positivo en ella. Ante eso, solo puedo alegrarme. He hecho mi trabajo.

Sophie: A pesar de lo desalentador de mi situación, no renuncié. Si no me sentía bien, al menos, si podía, me presentaba a los entrenamientos y creo que él lo apreciaba. Nunca me perdí ningún encuentro, tanto si competía como si no.

En un momento dado, durante mi segundo año, cuando no podía correr realizaba labores como de entrenadora. Eso no gustó a algunos de mis compañeros, que no veían con buenos ojos que uno de ellos les dijera lo que tenían que hacer durante los ejercicios. Una vez, cuando Prince se dio cuenta de que un chico y un par de chicas se metían conmigo, los apartó y les llamó la atención sobre su comportamiento, y luego les ordenó que dejaran de hacerlo. Me cubría las espaldas, como hacía con todos sus deportistas.

Prince: Sophie estaba allí en el entrenamiento intentando ayudar y aprender. Normalmente hago que los más pequeños intenten aprender algunas cosas de los más mayores. Pero en este caso ella era la joven que les ordenaba a los mayores lo que tenían que hacer. Pero les dije que yo le había dado instrucciones sobre cómo hacerlo y que, fuera cual fuera el motivo, podían elegir entre obedecer o irse a casa. Una vez aclarado el asunto, les pareció bien. Todo el mundo significa algo en mi equipo, incluso si no pueden hacer lo que los otros alumnos sí pueden.

Sophie: Estoy agradecida por lo amable que fue Prince conmigo durante todo el instituto. La gente siempre me preguntaba por qué me dolía tanto y por qué faltaba a menudo a clase. Algunas chicas me decían que me tomara un par de ibuprofenos y que se me pasaría. Prince no entendía del todo lo que me ocurría, pero nunca dudó de mí. También me hizo sentir cómoda al no actuar como si fuera algo inusual, y esa es una buena lección para todos. Aunque nunca hayas oído hablar de la endo, cuando alguien te confiese que la padece, realmente ayuda que no respondas con algo como «No sé cómo puedes vivir con eso».

Es bonito que la gente intente empatizar, pero también me hace sentir diferente. Prince solo escuchó y me dijo que me apoyaría. Eso es lo que necesito oír.

Prince: Hay que tratar a todo el mundo como lo que son, personas. Como entrenador, me veo obligado a asistir a algunos de esos talleres en los que te enseñan sobre cómo empatizar y pienso: «¿Por qué estoy aquí? Simplemente trata a los niños como seres humanos». Tal y como yo lo veo, estamos aquí para cambiar vidas de forma positiva. Sí, les haré aprender aspectos del atletismo que nunca han conocido, pero a la larga va a ser beneficioso tanto para su cuerpo como para su mente. Necesitan aprender cosas de la vida que no se pueden obtener de un libro. Creo que las mejores lecciones se enseñan y se aprenden teniendo conversaciones con la gente. Sophie tenía muchos problemas. Muchos. Mi objetivo no era agobiarla. Mi objetivo era encontrar la manera de mantenerla implicada y hacer que progresara, incluso cuando no podía correr. Al final, creo que nuestras conversaciones y nuestra relación nos hicieron mejorar a los dos.

❖ EPÍLOGO ❖
RESILIENCIA

En la introducción comenté que con este libro mi intención no es otra que «aportarte la verdad y los conocimientos sobre esta enfermedad para que superes tus miedos y te defiendas con confianza». Espero que las mujeres que han compartido heroicamente sus historias hayan logrado ese objetivo. Hay muchas similitudes y diferencias en las historias de estas mujeres, desde los síntomas, los diagnósticos erróneos, las edades a las que empezaron a sentir dolor o el número de años que tardaron en ser diagnosticadas correctamente hasta las reacciones de sus familiares y amigos, y los efectos que tuvo la enfermedad en su desempeño escolar y su vida social.

Pero lo que compartían todas las historias, la misma cualidad que comparten todos y cada uno de los pacientes a los que he atendido durante mi carrera, es que nunca se detuvieron.

Nunca dejaron de escuchar a sus cuerpos.

Nunca dejaron de buscar respuestas a sus síntomas.

Nunca dejaron de cuestionar a quienes no les ayudaron.

Nunca dejaron de creer que merecían algo mejor.

Nunca dejaron de confiar en que alguien acabaría ayudándolas.

Sí, tuvieron dudas en el camino. A veces su esperanza se tambaleó. Pero se levantaron y siguieron adelante. Siguieron insistiendo. Siguieron presionando. Siguieron exigiendo. Su persistencia es la razón por la que hoy están curadas o camino de curarse.

Aunque un epílogo constituye normalmente la última palabra, es importante para mí que la última palabra de todas sea una historia más de una mujer con endometriosis, una mujer que es el epítome de la persistencia. En algunos aspectos, su caso es el más singular que he encontrado. Único porque padeció la enfermedad durante cuarenta largos años. Único porque la diagnostiqué cuando tenía sesenta y tres años. Lo sé, eso no parece tener sentido, al menos en teoría. Una vez que se llega a la menopausia, a los cuarenta o cincuenta años, los niveles hormonales disminuyen, por lo que cabría esperar que los síntomas de la enfermedad se desvanecieran. Pero ese no era el caso de Madeleine, motivo por el cual su caso era tan raro.

Pero no quiero que te centres en ese aspecto. Cómo y por qué le ocurrió es el tema de un futuro libro sobre algunos de los casos más complicados a los que me he enfrentado. En cambio, me gustaría que aquí se comparta una historia más sobre lo indiscriminada y astuta que es esta enfermedad.

A pesar de contar con los recursos necesarios para recibir una atención médica de alta calidad, Madeleine tardó cuarenta años en tratar la endo, y eso solo después de diagnosticarse a sí misma. La enfermedad la engañaba a ella y a los médicos una y otra vez. Pero finalmente, Madeleine encontró el tratamiento que necesitaba.

Encontró el tratamiento porque, como todas las mujeres de este libro, nunca dejó de escuchar. Nunca dejó de buscar. Nunca dejó de cuestionar. Nunca dejó de creer. Y nunca dejó de confiar. Ella será la primera en decir que su viaje hacia la curación no fue nada fácil ni agradable, pero también te dirá que valió la pena el esfuerzo.

Me llamo Madeleine

«Hoy, miro hacia el futuro en lugar de dirigir
mi mirada al pasado».

A diferencia de la mayoría de las chicas sobre las que has leído, yo no tuve calambres horribles ni dolores extenuantes cuando era joven. Mi problema era concretamente con mis intestinos. Justo antes de la menstruación, me hinchaba y estreñía, y el día de la menstruación tenía diarrea. Supuse que todo era parte natural del periodo.

Cuando cumplí los veinticuatro años, mis síntomas se recrudecieron y empecé a padecer dolores de estómago, náuseas, distensión abdominal e indigestión. Fui a un médico que me diagnosticó SII, conocido entonces como «colon espástico». Me dijo que tomara antiácido y que volviera un año más tarde. Le creí e hice lo que me indicó; ¿por qué no iba a hacerlo?

Mi familia tenía acceso a los —supuestamente— mejores médicos del mundo. Además, era la primera vez que un médico me diagnosticaba algo y parecía estar seguro de su diagnóstico. La palabra *endometriosis* ni siquiera estaba en mi vocabulario. Por desgracia, el antiácido no me ayudó, como tampoco lo hizo ninguno de los medicamentos que me recetaron y tomé posteriormente; los síntomas no remitieron. Lo peor entre mis veinte y mis treinta y tantos años fueron el estreñimiento, los frecuentes dolores de estómago y el dolor en el lado derecho de la pierna. Visité a varios médicos más, cuyos diagnósticos eran prácticamente los mismos: acidez y gastritis. Más de un médico me llegó a decir que necesitaba terapia psicológica.

Me casé a los veintiocho años y tuve un hijo a los treinta y seis. Fue un embarazo horrible, con síntomas continuos que me obligaron a medicarme durante todo el proceso.

Un médico me dijo que no me preocupara. «Tu síndrome del intestino irritable mejorará después del parto», me dijo. Pero empeoró mucho, e incluso llegó a apoderarse de mi vida en todos los aspectos.

Me afectó al trabajo, donde algunos días tenía que tumbarme en el suelo de la oficina porque la silla me resultaba demasiado incómoda. Cada vez que programaba una reunión de negocios con alguien, le avisaba de que tenía una afección estomacal y que tal vez tendría que cancelar la reunión. Rara vez podía hacer planes con amigos. Si lo hacía, sabían que era muy probable que tuviera que cancelarlos. Me apoyaban, pero planteaba un problema para todos.

Entré en la menopausia antes de lo normal, a los cuarenta y cinco años, pero el dolor nunca remitió. A los cincuenta y cinco, mi marido y yo nos divorciamos. Mi enfermedad no fue el motivo, pero no hay duda de que había supuesto más tensión a nuestro matrimonio. Francamente, creo que se cansó de oír hablar de mis problemas estomacales y del síndrome del intestino irritable. Sé que después de treinta años de vivir con los síntomas, los cuales habían empeorado con el tiempo, yo estaba muy cansada.

Seguí buscando respuestas, pero no encontré nada. No me limité a probar con los médicos convencionales. Fui a varios médicos homeópatas, a médicos de biorretroalimentación y a acupuntores. Recuerdo que, una vez, lloré en la consulta de un médico en Florida por el dolor y la frustración que me provocaba todo aquello. ¿Y sabes lo que dijo? «¿Por qué lloras? Llevas más de treinta años con esto. No deberías estar tan alterada por algo que has tenido durante tanto tiempo».

Por fin había encontrado algo peor que el dolor de la endometriosis: alguien que me dijera que no debería estar molesta por ello. Con sesenta y tres años, simplemente por casualidad, leí un artículo en el *New York Times* escrito por el doctor Seckin sobre la endometriosis. Como había probado todo lo demás durante cuarenta años, pensé que una cita con él no podía hacerme daño. Estaba segura de que no tenía síndrome del intestino irritable, ya que el dolor se manifestaba en el lado derecho del abdomen y no en su totalidad, pero no podía estar segura de que tuviera endo, ya que había entrado en la menopausia hacía unos veinte años. Me arriesgué y me operó; encontró veintisiete zonas afectadas por el tejido en el lado derecho y una en el izquierdo. Cuando me desperté, el dolor había desaparecido por completo. Ahora mi mayor reto es intentar adaptarme a mi nueva vida de poder hacer viajes o cualquier otro plan sin miedo a tener que cancelarlos, no tener que avisar a mis socios para anular una reunión con ellos o simplemente poder sentarme y estar de pie todo el día sin ningún problema.

Después de mi operación, le escribí una carta al gastroenterólogo que se había ocupado de mí durante años y le conté lo que había descubierto el doctor Seckin. Me respondió que llegó a sospechar varias veces que podía tener endo, pero que mi ginecólogo debería haber sido quien lo detectara. Su respuesta me confirmó lo que ya sospechaba: hay una gran desconexión entre los gastroenterólogos y los ginecólogos. Nunca supe que la endometriosis podía ser la causa de los problemas que yo había tenido, así que ¿por qué iba yo a pensar en hablar con mi ginecólogo sobre ello? ¿Y por qué no se le ocurriría a un gastroenterólogo hablar con un ginecólogo al respecto? Deberían estar formados sobre el asunto y trabajar conjuntamente. Si no fuera por esa brecha, seguro que ya me habrían operado cuando tenía veinte años, y no sesenta.

Poco después de enviar esa carta, el doctor Seckin me informó de que ese gastroenterólogo le había derivado una paciente, y que era la primera vez que lo hacía. Queda mucho trabajo de concienciación por hacer, pero estamos en el buen camino.

Lo que espero que aprendas de mi historia es que nada me detuvo.

A los sesenta y tres años seguía probando con nuevos médicos. Y no fue otro médico, ni un amigo, ni nadie, quien me remitió al doctor Seckin. Fue un artículo de periódico con el que me encontré. Nunca se sabe de dónde puede venir la ayuda ni cuándo, pero hay que seguir adelante para tener la oportunidad de encontrarla. Me sentí derrotada más veces de las que puedo contar, pero nunca me dije que abandonaría. Hoy, miro hacia el futuro en lugar de dirigir mi mirada al pasado. Claro que pienso en ello, pero no estoy amargada. Disfruto del momento, de estar sana y bien cada día, algo que nunca había experimentado antes.